AF320428

Im Kleinen gegen Depression!

Fünf Anleitungen zur Selbsthilfe

Band 2 der Reihe: Pragmatisch gegen Depression

Paul Kaufmann

Impressum

© 2023 Paul Kaufmann

Dieser Ratgeber ist Teil der Romanlandschaft Kap Kishon

www.kapkishon.com

ISBN Softcover: 978-3-347-98955-9
ISBN E-Book: 978-3-347-98956-6

Druck und Distribution im Auftrag:
tredition GmbH, An der Strusbek 10, 22926 Ahrensburg, Germany

Inhalt

Zu diesem Buch

Dies ist ein praktisches Buch, eine praktische Hilfe für Depressive. Die gesamte Buchreihe soll pragmatische, kleine Lösungsansätze anbieten, in kleinen Schritten dich in die Lage versetzen, deine Depression in den Griff zu bekommen.

Natürlich nur ergänzend zu Therapie und anderen professionellen Konzepten. Es sollte immer abgeklärt sein, dass eine Depression nicht organischer Natur ist. Das ist der erste Schritt, dann ist die Lage nämlich anders. Diese Buchreihe ist nur eine Ergänzung. Sie soll dir zusätzlich zu Therapie erprobte Methoden aufzeigen, die du praktisch anwenden kannst.

Hier „Im Kleinen gegen Depression" - Band 2 der Ratgeberreihe „pragmatisch gegen Depression".

Im Kleinen – Ja, um mehr geht es in diesem Band nicht.
In diesem Buch geht es NICHT darum, Depression komplett zu überwältigen, zu kontrollieren oder zu heilen. Unmöglich ist das.
In diesem Buch geht es um ein ERSTES Betrachten bestimmter Mechanismen, denn als Depressiver kannst du anfangs nicht mehr. Zu sehen, was ist und wie du reagierst, ist schon viel. Du sollst dich kennenlernen und währenddessen und wie nebenbei erfährst du Tricks, wie du dich gegen die Depression erheben kannst.

Depression ist ein Titan, eine gewaltig-große Struktur und viel größer, als du denkst. Depression ist nicht nur Tristesse, Trauer und Niedergeschlagenheit. Depression ist viel, viel, viel größer und vorgelagert und oft kaum spürbar. Es bedarf vieler kleiner Schritte, um gegen die Depression in Bewegung zu kommen.

Ich weiß, was ich tue, ich weiß, was ich hier schreibe, denn ich bin depressiv und ich bin Praktiker. Ich nutze die Methoden dieses Buches, die und viele mehr. Sie haben mich gerettet. Ich hebe mich so, und genau so, aus meiner Depression.

Nutze das. Schaue es dir an, wie ich das mache, denn bei aller Theorie der Therapeuten und schlauen Leute – nur der Depressive weiß, wie es wirklich ist und was am Ende wirkt.

Schaue dir meine Methoden und Tricks an und wähle aus, welche zu dir passen.

Bedenke: Es ist bei jedem anders. Ich zeige dir Wege, gehen aber musst du sie.

Was erwartet dich in diesem Band? Depression ist ja riesengroß und es gibt viel zu tun. Hier werden ja nur einige wenige grundlegende Techniken vorgestellt.

Für folgende, kritische Punkte gebe ich Ideen – ich zähle sie als Stichpunkte auf:

1.   Dich aus der **Opferhaltung** führen;

2.   Schauen, wo sich die Depression in dir „**versteckt**" (erster, flüchtiger Kontakt);

3.   ich zeige dir das **Gegenteil** der Depression;

4.   gebe eine Idee, wie du auf innere **Distanz** zur Depression gehen kannst;

5.   zeige dir einen Dreh, wie du leichter aus der Lethargie **ins Handeln** kommen kannst.

Zusätzlich und „wie nebenbei" wird dir ein Modell der Depression an die Hand gegeben, damit du sie besser verstehen kannst.

Das ist nicht die Welt. Das ist nicht alles. Depression macht viel mehr und es wird bei weitem nicht reichen. Aber es ist ein Anfang.
Es ist ein sehr intelligenter Anfang und du kommst in Bewegung. In Bewegung gegen Depression, das ist wichtig, denn Depression will das Gegenteil: Deine Lähmung.

Und ab jetzt gehen wir ein wenig dagegen an. Im Kleinen. Komm mit, ich zeige dir, wie das möglich ist.

10

Teil A: In die Macht!

Ich weiß, wie das ist mit Depression. Ich weiß, wie hilflos und aufgeschmissen und winzig man sich fühlt. Ich weiß, wie sehr man sich wahlweise als Versager oder als Opfer sieht und nicht versteht, was passiert.

Ja, die Therapeuten erklären es dir und das ist auch gut und richtig. Trotzdem bist du mit deiner Situation allein, denn letztendlich hängt es an dir. Ich weiß das sehr genau, denn ich habe Depression seit 52 Jahren, jeden Tag.

Hallo lieber Leser, hallo liebe Leserin, ich bin der Paul. Und wenn du weiter dieses Buch liest, dann setzen wir dich die kommenden Seiten gemeinsam wieder ein wenig in Macht. Depression macht nämlich machtlos, und das werden wir ändern. Ich zeige dir, wie du dich gegen die Depression erheben kannst, damit du wieder aufrecht stehen kannst. Wenn du am Boden liegst und nicht weißt, warum, geht nichts und keine Entwicklung ist möglich.

Dazu musst du die Depression erkennen, verstehen – zumindest so ungefähr –, was sie ist und wie sie in dir ist! Dazu werden wir ein paar Übungen machen. Im Kern geht es darum, bewusst zu werden, was in dir passiert. Wir werden auch deinen Körper einbeziehen, denn ... deine Depression sitzt in deinem Körper, nicht (nur) in deinen Gedanken.

Du sollst der Depression mit all ihrer Ungewissheit und den Gefühlen, die sie verbreitet, nicht mehr ganz so ausgeliefert sein. Du sollst vor ihr stehen können.

Aufstehen, mehr nicht! Ich behaupte nicht, dass du sie auflösen kannst, dass du sie „heilen", komplett verstehen, oder loswerden könntest einfach so. Ja, vielleicht gelingt es dir nicht einmal, sie zu lindern (erstmal). Ich gebe hier keine Heilsversprechen ab.

Aber wenn du dich an das hältst, an diese Tipps, Tricks und Methoden der kommenden Seiten, dann wird es ein klein wenig leichter. Leichter bedeutet, die Depression kontrolliert dich nicht mehr ganz so sehr. Du durchschaust ihre Winkelzüge ein wenig und du verstehst, was du da machst. Ja du! Du bekommst eine Ahnung, dass DU DIE DEPRESSION INSZENIERST, und dass das alles sehr logisch ist und sehr gute Gründe hat. Nicht falsch verstehen – du „stellst dich nicht an" oder müsstest die Depression nur sein lassen und alles wäre gut. So ist das mit der „Inszenierung" nicht gemeint! Aber Inszenierung ist es – zum Teil.

> *Die Depression erzeugst Du!*
> *Du kannst es nicht anders, aber du erzeugst sie, niemand anders!*

Ich gehe davon aus, dass du depressiv bist, dass deine Depression der Grund ist, warum du diesen Ratgeber in Händen hältst. Daher spreche ich dich ab jetzt direkt als Depressiven an. Das ist ja kein Makel, nur ein Zustand.

So du „nur" Zaungast bist – nichtdepressiv -, herzlich willkommen. Ich hoffe, du verstehst, dass ich mich so klar und eindeutig appellativ an Depressive wende, denn sie brauchen ein wenig „Beschleunigung", ein wenig „Feuer", damit sie in Bewegung kommen. Ist lieb von mir gemeint.

Ich neige zur Erzählung. Und ich neige zu Beispielen. Erzählungen und Beispiele sind viel besser geeignet Sachverhalte näher zu bringen als blanke Theorie.
Gerne nehme ich als Beispiel mich und meinen Fall, hier meine Depression. Nicht weil ich sie oder mich für besonders gut, wichtig oder beispielhaft halte, sondern weil ich mich am besten kenne. Ich schreibe lieber über Dinge, die ich kenne, als über Ungewisses.

Eines vorab: Es gibt eine Voraussetzung, damit du deine Depression „anpacken" kannst. Hast du das nicht verstanden, siehst du das nicht so wie ich, macht dieses Buch keinen Sinn. Ich gebe ein Beispiel aus meinem Leben, damit du verstehst:

Ich bin Motorradfahrer. Mit großer Leidenschaft fahre ich seit vielen Jahren. Motorradfahren ist gefährlich. Das kann einem schnell, Kopf und Kragen kosten. Wortwörtlich.
Erfahrung sammeln beim Motorradfahren und sich verbessern ist wichtig, denn immer wieder mache ich Fehler und/oder es geschehen gefährliche Situationen, weil andere einen Fehler machen. Immer wieder muss ich aufmerksam sein, denn die alten Fehler schleichen sich immer wieder neu ein.

Man kann die Welt, das Wetter, die Fahrbahn oder all die anderen Idioten im Straßenverkehr für gefährliche Situationen verantwortlich machen.

Das ist einfach. Irgendetwas ist nämlich immer, der Motorradfahrer – hier ich – macht keineswegs immer den Fehler. Nein, meistens sind es die anderen und/oder die unvorhersehbaren Bedingungen. Das ist keine Einbildung, das ist so.

Motorradfahrer hangeln sich entlang der Grenze der Physik und werden gerne von anderen Verkehrsteilnehmern übersehen. Bei vielen schweren Unfällen wird der Motorradfahrer einfach „abgeschossen". Er hatte keine Chance, denn der andere hat einen Fehler gemacht, aber der Motorradfahrer ist verletzt oder tot. Als Motorradfahrer bist du sehr verletzlich und sehr schnell das Opfer. Es gibt so viel, was dich aus der Bahn werfen kann. Es ist der Ölfleck, den du nicht sehen konntest, die Kurve, die uneinsehbar war, der Idiot, der ohne zu gucken aus der Einfahrt kam, der Autofahrer, der dich geschnitten hat. Sehr schnell argumentiert man: „Da konnte ich nichts machen."

Der Punkt ist: Wenn das deine Sicht ist, dann kannst du nicht besser werden. Du wirst kein besserer Fahrer, wenn du anderen/anderem die Schuld gibst.

Wenn das deine Sicht der Dinge ist, so bleibst du machtlos und kannst dich nicht verbessern. Du bleibst ausgeliefert und schimpfst und fluchst sinnlos. Es hilft dir überhaupt nichts, wenn auf deinem Grabstein steht, dass du Vorfahrt hattest. Du hast die Gefahr nicht gesehen, das ist die Lage! Du hast versagt. Ende, aus! Du bist der Motorradfahrer und hast die Verantwortung. Für alles! Auch für den Ölfleck, oder den Idioten, der aus der Einfahrt kommt und dich nicht sieht. Du hast es nicht vorhergesehen! Du!!! – nicht er oder es.

So, und nur so wirst du besser, nur so mit VOLLER VERANTWORTUNG im Hinterkopf mit dem Gedanken: Egal was passiert, du trägst die Verantwortung. Nur damit fährst du vorausschauend und gut und wirst besser.

Natürlich kann noch immer etwas passieren, aber du hast die Verantwortung und damit die Chance, es nächstes Mal, besser zu machen.

Und genau so, ist es mit deiner Depression.

Du bist für deine Depression verantwortlich. Also, dass du deine Depression JETZT hast, das ist DEINE VERANTWORTUNG!
Du trägst die Verantwortung! Diese Sicht ist ganz wichtig. Sie ist entscheidend.

Vermutlich denkst du jetzt: Der hat sie ja wohl nicht alle! Der Paul spinnt. Depression ist eine Krankheit, ich bin hier das Opfer und so weiter, aber lass mir die Zeit, dir zu erklären, wie wichtig die Sicht ist: Du trägst die Verantwortung für deine Depression!

Ich sage NICHT, dass du die Ursache bist. Ich sage NICHT, du habest sie aus freien Stücken gewählt, du fändest das gut, du würdest dir davon etwas versprechen. Ich sage NICHT, dass du nicht darunter leidest, ich sage NICHT, dass du unfähig oder ein Idiot bist, oder du dich einfach nur einmal zusammenreißen sollst – wirklich nicht. Ich bin der Letzte, der das sagt.

Ich sage nur: Du sollst dir sagen und eingestehen: Ich trage die Verantwortung, dass ich depressiv bin, so wie der Motorradfahrer verantwortlich ist, dass er nicht aus der Kurve fliegt. Immer! Egal, was ist und wenn ein Ufo vor dir auf der Straße landet.

Und ich sage, dass das wichtig ist. Diese Haltung ist wichtig, denn: – und jetzt wird es ober-wichtig: WEM DU DIE VERANTWORTUNG GIBST, DEM GIBST DU DIE MACHT!

Nochmal:

*Wem du die Verantwortung gibst,
dem gibst du die Macht!*

Ich schreibe dieses erste Kapitel hier über die Macht, da besonders das, GANZ BESONDERS DAS, für Depressive so wichtig ist. Das muss der Depressive – sorry für die Wortwahl – FRESSEN, sonst wird es nichts und er bleibt in seinem Sumpf. DU BIST IN VERANTWORTUNG!
Ich schone dich in diesem Buch nicht, hier wird Klartext gesprochen. Depressive müssen in die Verantwortung gehen, damit sie in Bewegung kommen!

Es ist schwer, sehr schwer, besonders als Depressiver, ich weiß. Ich weiß, wie das ist, ich habe es ja selbst. Aber du musst in die Verantwortung für deinen Zustand kommen und keine Ausreden akzeptieren! Du musst die Macht über deine „Krankheit" in die Finger bekommen.

Das ist scheiße und tut weh, denn plötzlich ist alles, was dir passiert dein Fehler. Mist, Kacke, so ein Dreck. Kranksein ist keine Entschuldigung. Diese Sichtweise baut nicht auf, sondern nagt schnell am Selbstwert – sorry, ist so, da musst du durch. Du musst in die Macht, das ist wichtiger, als dich gut zu fühlen.

Verantwortung und Macht sind untrennbar miteinander verbunden. Das klingt falsch und unangenehm, ist aber so, nur nicht besonders beliebt. Nur wenn etwas/jemand für etwas verantwortlich ist, hatte es/er auch die Macht dazu.
Wenn an deiner Depression die Gene, die bösen Eltern, die Kündigung, der toxische Ex, die Schilddrüse, oder weiß der Himmel wer schuld sind, wenn du dir das sagst, dann gibst du ihm oder ihr oder dem die Macht. Und setzt du das fort, können diese Faktoren das auch in der Zukunft! Sie behalten die Macht über dich.

Es mag so gewesen sein, dass eines oder mehreres davon die URSACHEN sind, schlimm genug, aber verdammt noch mal gebe DIR die Verantwortung dafür, dass es so ist, wie es ist, ab jetzt. Setze dich in Macht.

Für die Vergangenheit kannst du vielleicht nichts, aber ab jetzt, trägst du die Verantwortung. Du erzeugst deine Depression! – Das ist übrigens wirklich so, wenn auch unbewusst. Das werde ich dir noch zeigen. Da ist aber kein Vorwurf enthalten, null und gar nicht. Deine Depression hast du aus gutem Grund.

Dein Unterbewusstsein erzeugt deine Depression. Sie ist DEIN Werk, DEINE Inszenierung, DEINE Denke, DEINE körperliche Reaktion, DEIN Treibsand und DEINE Tristesse.
Sie gehört dir, ja, du bist sie! Zumindest wählen bestimmte Instanzen in dir diesen Weg.

Nur dann, nur wenn du das anerkennen kannst, - nur dann! – hast du die Macht etwas zu ändern.
Du musst aus der Opferrolle heraus, verstehst du? Opfer bist du bei Depression nämlich genug.

Grundsätzlich gibt es drei Rollen, die man in einer Situation einnehmen kann:
Die Opferrolle. Dem Opfer passiert etwas. Es kann nichts dagegen tun. Es widerfährt ihm.
Die Beobachterrolle. Dem Beobachter geschieht nichts, aber er kann nicht handeln, schaut nur zu.
Die Täterrolle. In der Rolle des Täters, bist du der Auslöser. „Täter" suggeriert etwas Schlechtes, der will man nicht sein. Aber der Täter ist der einzig Mächtige im Spiel. Die Täterrolle ist in Macht! Das ist sein Vorteil. Die Rolle ist hässlich, sie hat Verantwortung, aber sie ist die einzig mächtige.

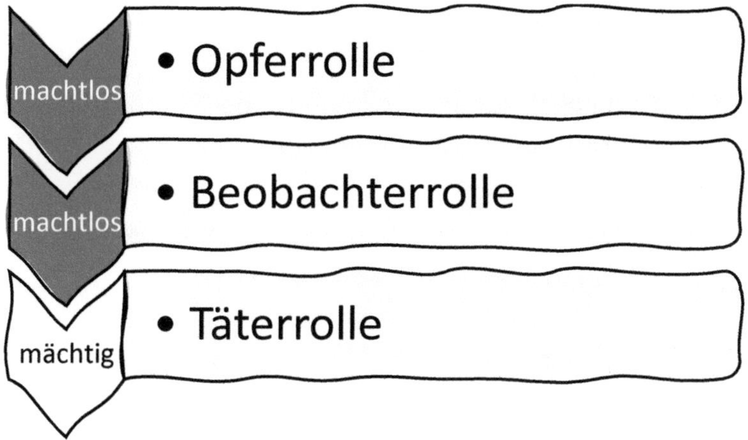

Wie der Motorradfahrer. Natürlich, da war der Ölfleck, die Kurve sehr gemein und ein Autofahrer hat „dich nicht gesehen", aber das passiert und sind keine Entschuldigungen. Sieht er sich unschuldig, ist er Opfer und Hilflos. „Ich habe es nicht gesehen", - und er ist in der Macht. Und in der Verantwortung den Fehler nicht zu wiederholen.

Vielleicht sind das für dich merkwürdige Sätze und Vokabeln. Täterrolle ... Opferrolle ... Tss. Oder so, wie dieser hier: „Depression ist keine Krankheit." Ne, ist sie nicht.

Depression ist ganz großer Mist, großes Leid, mies tückisch und nicht selten lebensgefährlich. Aber sie ist weder eine Krankheit noch ein Gottesgericht. Sie ist eine physisch-psychische Reaktion auf eine Schieflage, eine überfordernde Situation, die nicht selten längst vorbei und gelaufen ist.

Und du machst nur etwas „noch immer"! – mit „Du" ist hier dein Unterbewusstsein gemeint.

Depression ist keine Krankheit!
Depression ist eine physisch-psychische
Reaktion auf eine Situation, die längst
Vergangenheit ist.

Daran kannst du aber einstweilen nichts ändern. Weder du noch irgendein Therapeut dieser Welt kann das ändern, denn da bist du noch nicht.
Gehe in die Verantwortung. Das ist der erste Schritt. Du musst zunächst, deine Depression ein wenig verstehen und aufstehen, damit du einen Überblick bekommst. Vorher kannst du nicht die Ursachen angehen, unmöglich, denn die Depression versperrt dir den Weg.
Also gehen wir der Reihe nach vor. Komm mit, ich zeige dir, wie das funktioniert.

Depression will dich vom Handeln abhalten. Das ist ihr Ziel. Warum das so ist, dazu komme ich später.

Gerne nutzt die Depression weitschweifende Erzählungen, lässt dich abdriften in Gedanken, sucht Kritikpunkte, macht schlecht und vermeidet somit, was wirklich hilft: Handeln! Nur handeln hilft gegen Depression.

Und damit dieses „im Detail und im Unwesentlichen verlieren" nicht passiert, steigen wir sofort ein in die erste Tat, die erste Empfehlung, die erste Handlung: Anvisieren!

A.1. Anvisieren

Ich weiß, das klingt komisch, was ich jetzt empfehle. Mache es einfach nach, denn es wirkt, auch wenn es lächerlich klingt.

Bastle dir so ein kleines Schildchen, so ein Namensschildchen, so wie du es in der Schule in einer neuen Klasse gemacht hast. So ein gefaltetes Blatt aus festem Papier.

Aber darauf schreibst du nicht deinen Namen, sondern das Wort „Depression".

Und das stellst du jetzt in ein Regal oder auf eine Arbeitsfläche. Du solltest es lesen können und das Schildchen sollte höher als dein Kopf positioniert sein, wenn du auf einem Stuhl sitzt.

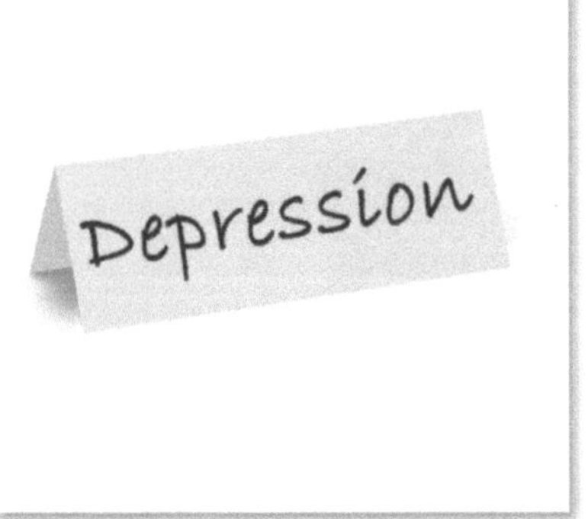

Genau das tust du jetzt:
Du setzt dich auf einen Stuhl, richtest dich in Richtung des Schildes und schaust es an. „Depression" steht da jetzt und du liest es ab.
Lege deine Hände auf deine Oberschenkel und richte deinen Rücken auf, gehe ein wenig ins Hohlkreuz. Hebe

dein Kinn und schaue geradeaus, geradlinig auf das Schild.

Dieses Schild ist ein Symbol, ein Stellvertreter für deine Depression, dein Problem, diese ganze elende Maschine, die diesen Mist in dir anrichtet und dich so hilflos macht. Für fünf Minuten tun wir so, als sei die Depression das Schild.

Mache ein erstes Gesicht. Du darfst jetzt einmal richtig böse gucken die nächsten Minuten. Jetzt ist das einmal erlaubt. Visiere das Schildchen an, fixiere es, atme gleichmäßig, gerne ausgewogen tief und halte dich aufrecht, den Rücken gerade. Baue gerne ein wenig Spannung auf, strecke die Schultern, als seiest du zum Kampf bereit.

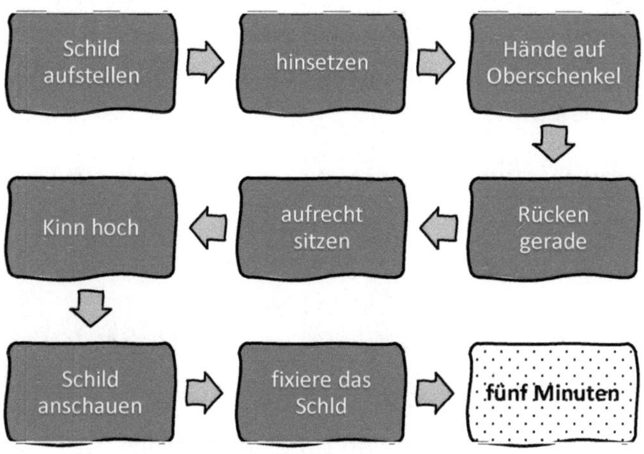

Und das machst du jetzt fünf Minuten.

Ich weiß, wie albern das klingt. Ich erkläre gleich, wozu das gut ist, und was da passiert und warum es Sinn macht, es genau so zu tun, warum das Schild nicht besser auf dem Boden steht und du nicht lächeln sollst.

Das hier ist eine ernste Sache! Du schaust da auf deine Depression und die – das erkennen wir einfach einmal an -, ist sehr mächtig. Sie ist dein Werk, sie ist ein Teil von dir, funktioniert in dir. Egal, ob du sie noch als „Krankheit" verstehst oder ob du schon mehr verstanden hast, fest steht, sie ist da! Sie ist in dir und damit unterliegt sie deiner Verantwortung.

Schaue weiter auf das Schild! Nehme das einmal ernst, betrachte deine Depression, betrachte es als Komponente von dir und das Schildchen ist das Symbol für sie. Lasse das wirken. Versuche, deine Gedanken bei der Depression zu halten, was sie macht und mit dir tut. Wie du die Depression ausführst, denn das tust du!
Fühle das einmal.

Du machst das.

Du erzeugst deine Depression!

Die ganze Zeit. Auch, wenn du es nicht willst. Du!

- Vielleicht bist du traurig darüber.

- Vielleicht kannst du dich nicht konzentrieren und deine Gedanken tauchen ab oder weg.

- Vielleicht kommt nach ein, zwei Minuten das Gefühl in dir auf, dass ihr beide (Du und Depression) ein Hühnchen zu rupfen habt. Da ist akuter Gesprächsbedarf. Du hast dieser „Maschinerie Depression" kräftig die Meinung zu sagen – so dieses Gefühl aufkommt – sehr gut! Stimmt, ist nämlich so.

- Vielleicht fühlst du Demut und dich schwach und elend. Du fühlst dich wie unterworfen und wehrlos. Du bist klein und sie (die Depression) so mächtig riesengroß. Das ist okay. Oh man, wie gut ich das kenne, so ein Mist, ... so, so gut kenne ich das. Lasse das Gefühl zu – aber nur kurz. Nicke, schließe deine Augen einen Moment, öffne sie wieder, hebe dein Kinn und mache einen tiefen Atemzug.

- Auf ein Neues: Schaue auf das Schild. Lasse das Gefühl zu, kläre das einmal, was das Schild (die Depression) mit dir macht, wie es um euer Innenverhältnis steht (Innenverhältnis = DU versus deine Depression). Erkenne an: „Okay, du bist Mist, aber den Mist mache ich".

- Es kann sein, dass dir die Tränen in den Augen stehen. So what? Ja, zu recht. Ist ja auch elend. Aber das machst du selbst. Die Depression ist dein Werk, auch wenn du gar nichts dagegen tun kannst und dich als Opfer fühlst. Das bist schon du, verstehst du das?

Mache weiter, schaue auf das Schild.

Diese Übung soll dich aus der Opferrolle in die Täterrolle schieben. Ja, du bist Opfer deiner Depression, aber: Man kann Opfer und Täter gleichzeitig sein und Opfer kannst du bestimmt schon sehr gut. Also sei Täter! Sehe und erkenne an, dass du deine Depression betreibst – wenn auch ungewollt. Betone diese Sicht, denn das, was du da siehst, dieses Schild, die Depression ist ein Teil von dir.

Du bist der „Veranstalter" deiner Depression. Du bist in Verantwortung, auch wenn du noch nicht verstanden hast, wie und warum sie funktioniert. Lasse einmal zu, dass du Verantwortung hast für etwas, was nicht gänzlich deiner Kontrolle unterliegt.

Klingt das merkwürdig für dich?

Ein Hundehalter hat das gleiche Problem. Wenn du einen Hund hast, bist du voll in Verantwortung für das Tier. Der Wuffes hat seine eigenen Gefühle und wenn er jemanden beißt ... hey, es war nicht deine Idee, du hast nicht gebissen und warst am anderen Ende der Leine, aber du bist in Verantwortung für seine Tat. No way out!

Man kann also sehr wohl Verantwortung für Dinge an der Backe haben, die man nicht gänzlich kontrollieren kann. So ist das auch hier bei der Depression. Da passieren Dinge in dir unbewusst, die du zwar tust, die dir gehören, die in deiner Verantwortung sind, die du aber nicht steuern kannst. Das gibt es. Erkenne das an und schaue auf dieses verdammte Schild mit der Aufschrift „Depression".

Erkenne an: ES IST DEINS!

Demut ist gefragt.

Jetzt gerade hast du einmal einen Stellvertreter – das Schildchen – vor dich gestellt, aber es ist deins, es ist in dir. Das Schildchen steht da nur, damit du es anschauen kannst. Wir haben einmal für fünf Minuten einen Teil deiner Psyche ausgelagert als kleines Ding aus Pappe.

Es kann jetzt sein, dass in deinem Mund so ein metallischer Geschmack entsteht. So zwischen Gaumen und Zunge schmeckt es ein wenig nach Aluminium.
Das passiert, wenn man länger mit ernstem Gesichtsausdruck auf das Schildchen schaut. Das ist normal. Bitte nicht wundern.
Bei vielen erscheint ein wenig Trauer, bei anderen Wut. – Wut wäre optimal. Solltest du wütend werden! ... sehr schön, weitermachen, weitermachen ... lass es zu, volle Pulle. Ja, alles wirklich alles. Wut ist gut. Du darfst auf deine Depression wütend sein, nur kannst du das wahrscheinlich nicht. Nicht am Anfang. Dies sind die Gefühle der Fortgeschrittenen, denn Wut liegt dem Depressiven nicht. Später davon.

Resignation ist es gerne auch.

Ungeduld sowieso.

Egal, was es ist, lasse es zu, halte dein Kinn hoch und nehme deinen Gegner – das Schildchen – ernst.

Zum Finale, nach den fünf Minuten nickst du dem Schildchen einmal zu, signalisierst ihm, die Sache zwischen dir und ihm (der Depression) sei (einstweilen) geklärt.

Das war es. Mehr musst du für diese Übung nicht tun. Gerne darfst du das immer wieder wiederholen.

Super, wenn du jemand anderen hast, mit dem du darüber reden kannst, denn bestimmt denkst du dir gerade deinen Teil, oder fühlst, garantiert. Und wenn es nur Ablehnung ist. Auch das ist ein Gedanke.

Gibt es jemanden, mit dem du das besprechen kannst? Wenn ja, nutze das!
Er soll dir zuhören, damit du es aussprichst, mehr nicht.

Formuliere laut, was dich bewegt!

Was macht der Satz mit dir: Du erzeugst deine Depression? Stimmt das für dich?

Sei ehrlich mit dir!

Zum Beispiel könntest du den Gedanken haben, dass die Übung total sinnlos war. Das kommt vor.
War sie aber nicht. Du hast für fünf Minuten anerkannt, dass es die Depression gibt. Dass es da eine Maschinerie

gibt, etwas Ungewisses, das Teil von dir ist. Du hast es – im übertragenen Sinne – aus dir herausgelöst, und als Komponente anerkannt. Und du hast auch Gefühle zu dieser Maschinerie names Depression.

Vielleicht bist du **wütend** geworden, oder **traurig**, oder **verzweifelt** oder … egal, was es war, die Ursache ist immer die gleiche: Du hast das Defizit deiner Macht gespürt, denn die Depression ist da, in dir, obwohl du sie gar nicht willst.

Erkenne das an. Sie ist da! Und sie ist nicht irgendeine ferne Krankheit, kein Dämon oder eine Stimmung, die über dich fällt wie die Dunkelheit bei Stromausfall.

Du erzeugst sie und das weißt du auch. Gestehe dir das einfach ein. Jeder Depressive weiß das im Geheimen.
Nur können viele es nicht glauben, denn sie verstehen so gar nicht, warum sie Depression betreiben. Wie auch, erklärt ihnen ja keiner!

Dieses Büchlein – wie auch die anderen dieser Reihe – und hoffentlich dein Therapeut haben die Aufgabe, dir zu zeigen, warum du die Depression betreibst. Das hat nämlich einen guten Grund.

Einstweilen stehst du aber wahrscheinlich da mit deinem Schildchen und verstehst nicht viel. Das ist okay. Aber immerhin fühlst du etwas, was der allererste Anfang ist.

Ich hoffe schwer, du hast diese Übung wirklich gemacht und nicht einfach nur dieses Büchlein gelesen.

Denn, wenn du das getan hast, wenn du dich hingesetzt hast und deine Depression – das Schildchen – angeschaut hast fünf Minuten, dann bist du bereits in die Verantwortung gegangen. Du hast sie anerkannt. Du hast anerkannt, dass die Depression Teil von dir ist und ... mit etwas Glück verstanden, dass du sie betreibst.

Du bist ein Hundehalter und die Depression ist dein sehr gemeiner Köter. Du bist der Halter, ob du das willst oder nicht und das Vieh/die Depression macht mit dir, was er/sie will.
Leider hört dein Hund auf keine Kommandos, lässt sich nicht an die Leine legen und du willst die Töle gar nicht haben. Aber er folgt dir, ob du willst oder nicht. Er ist dir nicht zugelaufen, verstehe das endlich! Es ist deiner!
Erkenne an, dass es deiner ist und dass du die Verantwortung hast. Erst dann kann er vielleicht, ganz vielleicht irgendwann einmal ein wenig wenig wenig... an deiner Leine sein oder hört ein wenig auf dich. Aber ohne das ... wird es nichts, denn das „Tier" respektiert dich nicht.

Also, blättere zurück und mache diese Übung wirklich. Bastle dir dieses verdammte Schild!

Zur Erläuterung:
Damit du verstehen kannst, warum ich die Übung so und genau so aufgebaut habe.

Warum steht das Schild erhöht auf einem Regal oder einer Arbeitsfläche? – Damit du nach oben schaust! Du sollst dein Kinn anheben, dich ein wenig strecken müssen.

Stände das Schild auf dem Boden, säßest du gebeugt und deine Körperhaltung wäre nach einer Minute die eines nassen Sacks.

Die Haltung aber ist entscheidend. Ich nehme jetzt ein wenig vorweg: Die innere Haltung bestimmt die äußere. Dein innerer Zustand bestimmt deine Körperhaltung. Daher können wir an den meisten Menschen auf einen Blick erkennen, in welchem Zustand sie sich befinden. Sind sie energielos, stehen oder sitzen sie schlaff. Sind sie voller Elan, ist ihr Körper gespannt und so weiter. Das ist klar und wird jeder verstehen.

Aber es gibt eine Rückkopplung. Es funktioniert auch umgekehrt. Auch die Körperhaltung löst Gefühle aus. Mit einer bestimmten Körperhaltung kannst du Gefühle induzieren. Setzt du dich aufrecht, richtet sich auch dein Inneres (ein wenig auf), lässt du dich hängen, hängst du auch innerlich durch.

Schauspieler nutzen diesen Effekt und erzeugen auf diesem Weg die gewünschte Emotion.

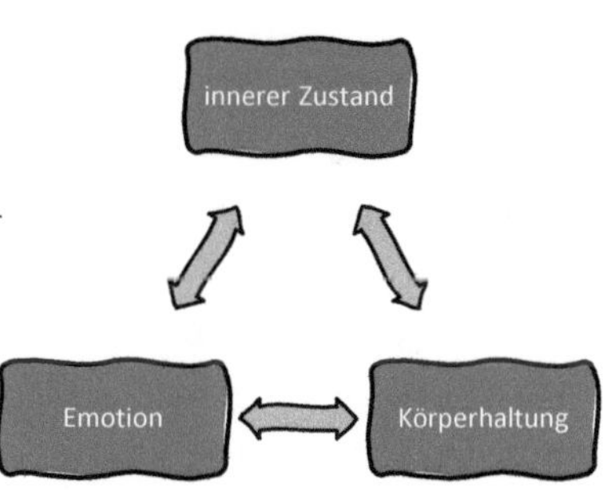

Genau diese Karte wird hier ausgespielt. Du sollst dich aufrichten, aufrecht setzen, Spannung aufbauen. Das richtet dich innerlich aus.

Auch sollst du dieses Schildchen fixieren, den Repräsentanten deiner Depression. Für fünf Minuten sollst du das, nicht länger, denn länger können sich nur die wenigsten Menschen auf ein Thema konzentrieren. Sie verirren sich in ihren Gedanken. Das ist normal. Das bedarf der Übung. Es ist normal, dass die Gedanken abdriften. Es ist aber schwierig, an etwas anderes zu denken, während man albern auf einem Stuhl sitzt und ein Schildchen anstarrt. Das Set erinnert dich daran.

Das Set vor einem Schildchen zu sitzen ist absurd. Das ist kein Alltag und etwas Besonderes, ohne feierlich zu sein. Es hat etwas improvisiert-konstruktives in der Stimmung und genau das soll es sein. Ein Hilfskonstrukt, damit du dir deine Depression vor Augen führst, ohne in Details zu gehen. Improvisiertes Pappschild.

Das ist das Ziel des Aufbaus dieser einfachen Übung.

„Aber das weiß ich doch alles, das kann ich mir doch denken, dafür muss ich mich nicht auf so einen Stuhl setzen und so weiter" – konterst du jetzt vielleicht.

Doch, denn, dein Problem ist in deinem Unterbewusstsein. Ja, vielleicht hat dein Bewusstsein verstanden, wie die Lage ist, aber deine unterbewussten Instanzen sind am Drücker. Die beherrschen dein

Das Unterbewusstsein spricht eine andere Sprache!

Verhalten. Sie sind die „Veranstalter" deiner Depression und das Unterbewusstsein spricht eine andere Sprache.

Abstrakte Gedanken, Modelle aus Ratgebern, schlaue Empfehlungen, logische Modelle … all diese Dinge erreichen das Unterbewusstsein nicht. Es versteht sie nicht! Nein, schlimmer: Diese Ratschläge INTERESSIERENDEIN UNTERBEWUSSTSEIN NICHT, es will sie mit voller Absicht nicht!

Dein Unterbewusstsein bewegt sich in einer anderen Erlebniswelt. Es stimmt sich mit deinem Körper ab. Informationen aus dem Körper, der Zustand, die Haltung, Scherz, Stimmung, das sind die Leitfäden, an denen sich dein Unterbewusstsein orientiert. Deshalb ist es wichtig, dass du mit dem Körper ausdrückst, was du an Haltung haben willst.

Die Haltung „zu denken" reicht nicht aus. **Gegenüber deinen Gedanken ist dein Unterbewusstsein komplett stumpf.** Das grinst und verdreht – bildhaft gesprochen – die Augen: „Lass den/sie da oben im Kopf mal machen, ich mache hier unten mein Ding".

Nur ab und an hält das Unterbewusstsein inne und merkt auf. Da sind so Marker, kleine Gedankenfetzen, kleine Erkenntnisse, die es integriert. Nur ganz kleine verdauliche Stücke ist das Unterbewusstsein bereit von all deinen Gedanken und Gefühlen zu antizipieren und das nur unter einer Bedingung: Es muss sicher sein. Es muss sich sicher anfühlen. Nur dann hört dein Unterbewusstsein dir für einen kurzen Augenblick zu. Mehr nicht.

Es muss sicher sein, ansonsten hört dir dein Unterbewusstsein nicht zu!

Später mehr davon.

Vertraue mir einfach, solche Übungen mit Schildchen und Stuhl versteht dein Unterbewusstsein, denn es ist seine Sprache. **Haltung - Ausdruck - Position - Symbol**. Das ist sein Vokabular.

Dein Denken ist zu komplex und zu modern, viel zu kompliziert. Das kann dein Unterbewusstsein nicht. Unterbewusstsein ist älter als die Sprache und damit älter als bewusstes Denken!

Mag sein, du hast nicht viel gespürt und die kleine Übung hat scheinbar nicht viel mit dir gemacht. Aber du hast dir deine Depression angeschaut. Du hast anerkannt, dass sie es wert ist, fünf Minuten in ihrem Angesicht zu verbringen, sie war es dir wert, eine alberne Übung zu machen und vielleicht … mit etwas Glück, bleibt da dieses fade Gefühl in dir … „Da ist etwas, was ich mache, und ich habe es null unter Kontrolle. Darum muss ich mich kümmern."

Das ist wichtig! Das ist oberwichtig, denn ohne dieses Gefühl, wirst du nicht in Bewegung kommen. Ohne wirst du dich in die Depression ergeben, darauf hoffen, dass sie verfliegt, dass ein Arzt sie dir „wegmacht" oder die Welt von Natur aus wieder freundlicher für dich wird.

Darum musst du dich kümmern!

Wird sie aber nicht! Du hast Depression. Das ist eine Struktur – hoffentlich wirkt sie nur vorübergehend, aber es ist deine! Das Problem ist in dir und damit bist du in Verantwortung dafür.

A.2. Verantwortung übernehmen

Verantwortung sollst du übernehmen für deine Depression, schreibe ich oben.

Warum du sie übernehmen sollst, ist klar: Bist du bereit anzuerkennen, dass die Depression Teil von dir ist und von dir – wenn auch unwissentlich – „betrieben" wird, so bereitet es den Boden, dass du handeln kann. Du delegierst die Verantwortung nicht ins nirgendwo - Krankheit, Gene, schlechte Umstände, Schicksalsschläge – sondern du stellst dich und erkennst an: Mist, das mache ja ich.

Da ist die Erkenntnis: „Dann kann ich bestimmt auch etwas ändern," der nächste Schritt.

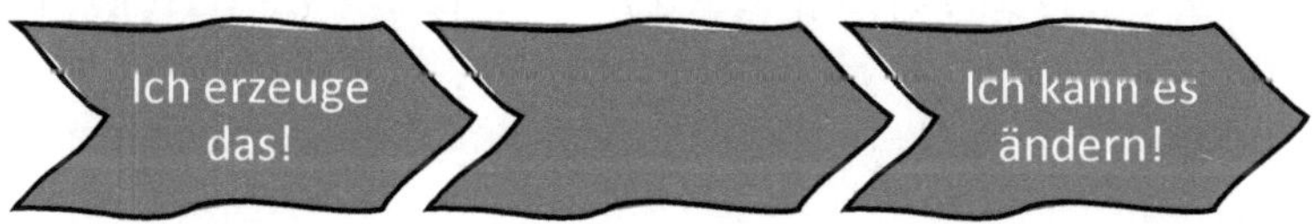

Aber wozu? Warum solltest du etwas ändern wollen?

Vielen Depressiven wird das merkwürdig klingen. Für viele Depressive ist die Depression absolut unerträglich. Der Leidensdruck ist hoch und „es soll weg, am besten ab gestern".

„Natürlich will ich etwas ändern! Die Depression muss weg, jetzt und sofort!", fühlen sie, denn Depression ist eine gewaltige Qual.

Schön, wenn es so klar bei dir ist. Aber das ist nicht bei jedem Depressiven so und dieses Unterkapitel geht auf diese Besonderheit ein.

Leider, leider sind nicht alle in dieser Klarheit. Nicht für jeden ist Depression Leid und ich muss in diesem Kapitel ein wenig motivieren und ein paar sehr ernste Worte sprechen:

Nicht bei allen ist der Leidensdruck so hoch, wie man annehmen sollte.

Bei mindestens drei Typen von Depressiven ist der Veränderungswille nicht sehr ausgeprägt. Die da sind:

Die **Verstecker**: Viele verstecken sich hinter ihrer Depression. Sie benutzen sie als Ausrede.

Sorry, dass ich so klare Worte wähle. Depression ist ideal, ein ideales Set, die Hände in den Schoß zu legen, mit den Schultern zu zucken und sich und der Welt zu vermitteln: „Ich kann nichts dafür, ich bin ein armer Tropf. Krank, sorry. Ich bin depressiv, ich bin raus. Ich ziehe mich zurück. Macht ihr die Arbeit, lebt ihr ruhig für mich mit, ich schaue zu."

Was sich hier wie Faulheit anhört, wie Bequemlichkeit oder ein Trick, ist in Wahrheit nur eine Strategie des ... ihr ahnt es schon ... Unterbewusstseins, nicht ins Handeln zu kommen. Es rechtfertigt die Depression, benutzt sie als Hängematte und findet sich scheinbar damit ab. Das ist eine psychische Falle, aber, die ist schwer zu erkennen und diese Kandidaten richten es sich in ihrem Leid halbleidend ein.

Der Leidensdruck reicht – einstweilen – nicht aus, ins Handeln zu kommen. Ihre Bereitschaft Verantwortung für ihre Depression zu übernehmen ist nahe Null, denn sie haben keinen „Bedarf" (Druck), und Verantwortung übernehmen wäre viel zu anstrengend.

Bitte nicht, dass hier der Eindruck entsteht, Verstecker seien selbst schuld und zu bequem. Sie haben Leidensdruck. Der kann sogar enorm sein, nur werden sie von ihrem eigenen Unterbewusstsein ausgetrickst. Es suggeriert ihnen, Maßnahmen gegen die Depression seinen zu anstrengend, und überhaupt alles sei gar nicht so schlimm und werde doch gerade schon besser, was dann ein großes Elend wird, denn: Die Depression bleibt und bleibt und bleibt. Ihr Leben steht still und streicht ungenutzt vorbei.

Man kann lebenslang in Depression verharren, kein Problem. Ganz easy möglich. Easy, aber nicht schön.

Die **Ohnmächtigen**: Oh, jetzt ist es mir ein wenig unangenehm, denn ich muss etwas ansprechen, was sehr fies klingt und sehr gemein.

Es gibt Depressive, die benutzen ihre Depression als Machtmittel. Sie setzen – unbewusst natürlich – ihre Depression als Mittel gegen andere Menschen ein und benutzen sie, um ihre Ziele zu verfolgen.

Das wird selten laut ausgesprochen.

Bitte auch hier: Diese Personen machen das nicht mit Absicht! Sie sind nicht böse oder schlecht. Sie sind hilflos und haben keine Strategien, anders ihre Aggressionen in Bahnen zu lenken.

Sie sind verkappt/verdeckt aggressiv, wenden ihre Energien gerne und oft destruktiv gegen sich selbst und wollen damit ihr Umfeld erpressen, schädigen oder manipulieren.

Nochmal bitte ich um Verständnis: Sie sind hilflos! Sie können nicht anders. Ich kann .... leider ... aus eigener Erfahrung berichten, wie schrecklich sich das anfühlt in dieser Lage. Ich bekenne: auch ich habe diese Komponente. Es ist fürchterlich. Ihr Verhalten ist gemein und selbsterniedrigend und diese Depressiven wissen das. Sie fühlen sich jämmerlich damit, nur leider ist dieses bisschen Macht über andere Menschen sehr verführerisch für sie.

Sie benutzen ihre Depression, um ihrem Umfeld ihre Sicht und Gefühle aufzudrücken.

Vorsicht: Nicht mit toxischen Menschen verwechseln, denn diese Depressiven sind nicht toxisch! Sie sind verzweifelt! Sie wollen den anderen nicht erniedrigen, im Gegenteil. Sie reißen nur alle aus Versehen hinunter, da sie nicht aufstehen können. Ihre Absicht ist nicht die Erniedrigung des anderen!

Sie sind so verzweifelt, dass sie nicht anders können als ihre Energien nach innen leiten. Sie müssen, denn sie stecken in einem gewaltigen Dilemma: Sie denken: Wenn ich meine Aggression (Wünsche/Interessen/Grenzen/Energien/Attraktion) auf andere Menschen lenke, dann tue ich ihnen weh oder zerstöre sie. Sie denken permanent, sie würden ihr Umfeld mit ihrem „in der Welt sein" überfordern. Sie denken, es gebe keinen Platz für sie in der Welt. Sie benutzen Depression als Schutz für sich und ihr Umfeld.

Ihre Bereitschaft in Verantwortung für Depression zu gehen ist angstbehaftet. Sie sind sich sicher: „Ohne Depression schädige ich alles, mache alles kaputt ... denn keiner will mich so, wie ich bin."

Diese Depressiven haben einen langen Weg vor sich, sehr steil, sehr steinig, aber er ist gangbar. Ich bin ihn auch gegangen. Es ist möglich, Kopf hoch. Sie brauchen ... jetzt wird es theatralisch ... den Weg der Liebe.

Wenn du dich jetzt fragst: Bin ich so ein fieser/armer Vogel, der da mit Macht spielt? Die Antwort ist einfach zu finden: Hast du Erlösungsphantasien? Hoffst du, das dich jemand aus deiner Depression errettet und an die Hand nimmt und endlich erkennt, damit du Liebe geben darfst? Wenn ja, dann willkommen im Club. Schönen Gruß.

Egal, Schwamm drüber. Du musst es ja keinem verraten. Ab jetzt tust du etwas dagegen und machst es wieder gut.

Die **Komplexen**: Der dritte Typ, der sich mit der Verantwortung schwertut, ist verwirrt. Ihre psychische Problematik ist so hochkomplex, dass sie keinen Überblick über ihre Lage haben. Was kein Wunder ist.

Bei ihnen ist für sie spürbar die Depression nur EINE Komponente ihres Problems. Da sind noch ganz andere Schwierigkeiten und die scheinen offensichtlicher, größer und mächtiger zu sein. Das können Traumata, Angststörungen, Bipolarität oder hausgroße Neurosen sein. Da scheint die Depression nur ein Problem von vielen zu sein und ... leider ist das oft auch so.

Ihr Blick auf ihre Depression wird abgelenkt, denn da sind so viele verstörend andere Probleme. Zwar spüren sie die Depression, sie wirkt ja mit ihrer Tristesse und Demontage des Selbstwertes, aber sie halten anderes für dringlicher. Sie stehen in einem Kaleidoskop der Effekte und wissen nicht, wo oben und unten ist. Sie flippen von Problem zu Problem und sind in der Summe dann gelähmt. Ihre Motivation Verantwortung zu übernehmen ist nicht besonders groß, denn sie glauben, ihr Einsatz sei an anderen Fronten, bei anderen Problemen mehr gefragt.

Nur ein paar Sätze zur Orientierung an dieser Stelle für diese Kandidaten:
Die Depression stabilisiert deine anderen Schwierigkeiten. Das ist ihr Auftrag. Du erinnerst dich: Das Unterbewusstsein will Stabilität und lähmt dich mit der Depression, so dass alles bleibt, wie es ist.

Die Diagnose dieses Typus heißt gerne (multiple) Persönlichkeitsstörung. Der Begriff trifft es nicht, da es keine Störung, sondern eine Fehlanpassung ist. Aber, eine Komponente dieser

Die Depression hat Priorität, denn sie stabilisiert andere Störungen!

Fehlanpassung ist die Depression. Sie ist die stabilisierende Komponente. Die Depression steht der Heilung im Weg. Sie muss „abgeschaltet" werden, sie zuerst, damit du weiterkommen kannst.

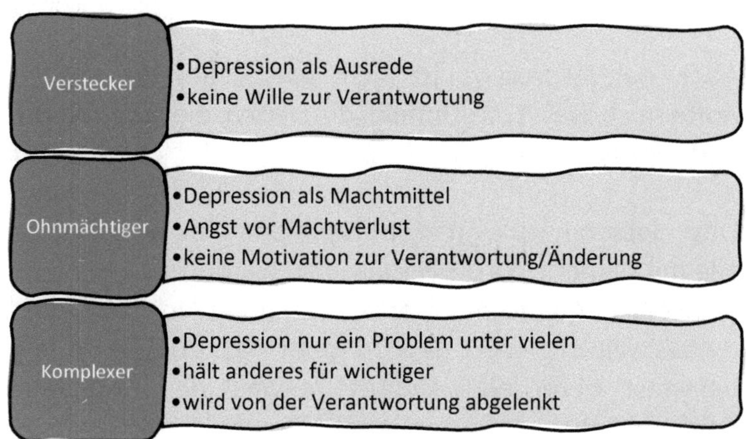

Die Depressiven sind also nicht alle gleich stark motiviert Verantwortung zu übernehmen für sich und ihr Problem.

Es gibt aber noch andere Motivation Verantwortung für seine Depression zu übernehmen, und die wird gerne vergessen. Oft übersieht der Depressive das, denn:

Depressive kreisen sehr um sich. Sie sind ich-zentriert, ohne egoistisch zu sein. Sie sind eingenommen von sich, denn ihre Depression mit all ihren Effekten hält sie gefangen in inneren Abläufen. Nicht nur wird alle Energie nach innen gelenkt, auch ihre Aufmerksamkeit richtet sich auf die Innenwelt, denn da sind so viele Gedanken, Gefühle, Schwierigkeiten und dann diese Lähmung ... und der Tag ist zu kurz.

Depressive sind ich-zentriert, ohne egoistisch zu sein.

Aber, der Depressive ist nicht alleine auf der Welt – hoffentlich. Da ist das Umfeld, die Lieben, die Freunde, die Partner und die Kinder.

Und - jetzt bin ich einmal streng mit dir – du belastest sie alle mit deiner Depression. Das machst du!
Ich weiß, das ist nicht schön, das zu hören. Ich weiß, dass du das weißt. Ich weiß, dass du weißt, dass du dein Umfeld belastest, denn jeder Depressive weiß das insgeheim. Depressive haben (in der Regel) ein schlechtes Gewissen ob ihrer Unzulänglichkeiten.
Ja, du belastest die anderen Menschen und du weißt das! Ich weiß aber auch, dass man das immer wieder vergisst. Bin ja selbst so einer.

Depressive belasten ihr Umfeld. Sie quälen die anderen mit ihren Stimmungen, Launen, Trägheit u.v.m.!

Sorry, das machst du. Du machst es nicht mit Absicht, du bist nicht mit Absicht depressiv, es ist nicht dein Plan, aber du wirkst! Vergiss das nicht! Du bist für deine Mitmenschen nicht richtig da! Du nimmst nicht richtig teil! Du betrügst sie passiv! Du entziehst dich durch Rückzug nach innen, wo niemand dich erreichen kann! Das gilt nicht, das ist unfair!
Je nach Lebenssituation verlassen Menschen sich auf dich und sie brauchen dich!
Stichwort Kinder! Wenn du Kinder hast, bist du in Verantwortung, ob du willst oder nicht. Bist du depressiv, bist du nur zum Teil für sie da. Bildlich gesprochen, sitzt

mit dir in Depression nur ein „Abklatsch" von dir mit am Küchentisch.
Und schlimmer: Da ist die Gefahr Depression an deine Kinder weiterzugeben, denn Depression ist übertragbar und ... hey, willst du, dass deine Kinder es dir nachmachen? Nein, das willst du nicht, das weiß ich.

Uhh, das war jetzt gemein. Das trifft ins Herz, ich weiß. Rate mal, woher ich das weiß ... ich kenne das. Nichts ist schlimmer als der Gedanke, dass du es an deine Kinder weitergibst.

Vielleicht auch an die zukünftigen Kinder, so du noch keine hast?

Also, nicht den Kopf in den Sand stecken. Hier wird nicht verlangt, dass du alles in Nullkommanix löst und deine Depression einfach so in den Griff bekommst. Zwei Wochen und alle ist wieder gut oder so etwas. Niemand erwartet das!

Hier wird nur verlangt, dass du die Verantwortung übernimmst, dich auf diesen verdammten Stuhl setzt, den Rücken durchdrückst und auf das Schildchen mit der Aufschrift „Depression" guckst.
Und dann atmest du und fühlst so lange, bis dir ins Hirn sickert, dass Depression ein Teil von dir ist, du das ungewollt veranstaltest und wie sich das anfühlt.

Dann bist du nämlich ein Held. Wirklich, das meine ich ernst! Du hast deine Verantwortung für ein ganz mieses

Paket übernommen, das du nie haben wolltest. Denn …
Deine Depression ist dein Auftrag … später davon.

Wenn du das kapiert hast … können wir endlich mit der
Arbeit anfangen … also … willkommen in Teil B.

Teil B: Depression genießen

Wie gesagt, ich gehe davon aus, du bist depressiv. Bist du nur Zaungast und ohne Depression und willst dir anschauen, was der Paul hier schreibt, sei willkommen. Schau es dir an, mache ruhig mit. Nichts davon ist schädlich für dich. Du bist als Nicht-Depressiver nur in einer anderen Logik und das funktioniert alles nicht so richtig bei dir. Nicht wundern.

Also, mein lieber Depressiver, hast du gerade einen depressiven Schub und kannst all diese unangenehmen Effekte fühlen jetzt in diesem Moment? Gut, dann hast du in diesem Kapitel einen Vorteil, denn du sollst nun deine Depression genießen.

Ja, genießen.

Ich weiß, das klingt komisch, aber ich erkläre es später. Wir handeln jetzt:

Schließe einmal die Augen und fühle in deinen Körper. Vielleicht liegst du ja auf dem Rücken, das macht es einfacher, aber im Sitzen oder Stehen ist es ebenfalls möglich.

Nimm dir einmal ein paar Minuten und fühle dich ein, was die Depression, dieses namenlose Gefühl, diese Maschine der Tristesse mit dir macht.
Fange an deinen Füßen an und gehe deinen ganzen Körper durch, der Reihe nach. Was tut sie, die Depression? Was macht sie mit dir? Wie fühlt sich das an?

Ich weiß, die kommenden Zeilen klingen wie eine schlechte Sitzung beim Autogenen Training. Aber diese kleine „Übung" hat einen anderen Zweck. Es dient der Bestandsaufnahme. Du sollst einmal fühlen, wie das ist, ganz bewusst. Keine Angst, es ist völlig ungefährlich und du wirst die Gefühle, denen du gleich begegnest, alle kennen. Wir machen nur Inventur an der Oberfläche.

Ich biete einmal ein paar Vorschläge an, was dein Körper dir meldet. Was in Wahrheit für dich gilt, musst du selbst erkunden. Es ist bei jedem anders, wenn es auch bestimmte Strukturen und Häufigkeiten bei Depressiven gibt.

- Sind deine Beine schwer oder leicht? Wollen sie sich bewegen oder eher nicht?

- Fühlst du deinen Unterleib? Oder ist der tot und wie abgeschnitten? Alles drei kann sein, sogar gleichzeitig. Vielleicht fühlst du eine gewisse Steifheit, so eine lähmende Spannung um das Geschlecht oder im Becken? Vielleicht spürst du aber auch nichts. Nimm das wahr.

- Was ist mit dem Bauch auf Höhe des Nabels? Fühlt sich das aufgedunsen oder unsicher an? Flackert da etwas unruhig, oder ist es steif und verspannt? Auch schlaff und kraftlos ist möglich.

- Deine Brust – ist da Beklemmung? Ist das alles zusammengezogen oder eher frei? Wie atmest du denn? Atmest du flach? Atmest du erschöpft ein und mit der Schwerkraft gemeinsam wieder aus?
- Merke dir das, das wird noch wichtig.

- Was ist mit deinen Schultern? Sind sie kraftlos, zusammengesackt, oder sind sie verkrampft. Vielleicht sind deine Schultern auch stark und halten dich aufrecht? Wäre schön, wenn, aber schau es dir an.

- Deine Arme. Sind sie schwer und träge? Oder wollen sie zappeln und agieren. Federleicht? Sie sind federleicht? Echt? Glaub ich nicht, aber wenn ja, okay.

- Dein Hals? Ist alles frei oder ist da eine Verspannung im Nacken und/oder ein Kloß blockiert die Atmung und das Schlucken, als sei da eine Barriere.

- Dein Kopf? Ist er schwer und träge und übervoll, oder scheint er dir leer. Es kann sein, du bist der Migränetyp oder anderer Kopfschmerz droht. Nehme das wahr. Widme deinem Kopf – dem Gefühl darin – eine Minute oder zwei. Wo sitzt die

Schwere oder der Schmerz? In der Stirn, den Schläfen?

- Und – leider ein wichtiges Detail – deine Wangenmuskulatur. Ist sie verspannt oder locker? Hängt dein Kiefer oder ist er verbissen geschlossen?

- Und das Gesamtkörpergefühl? Wie fühlt sich alles in der Summe an?

Ach Stopp! – Es gibt da so einen Effekt beim Lesen von Ratgebern, ich vergaß. Du kennst das und bestimmt ist es dir auch gerade passiert. Man wird zu etwas aufgefordert, man liest sich das durch und macht es dann nicht.

Man tut einfach nix, wollte es zunächst einmal durchlesen und dann ... fällt die Übung leider aus. Man vertraut darauf, dass während des Lesens der Heilige Geist über einen kommt, oder man ist sich sicher: Ach, das weiß ich alles doch.

Das ist normal. Geht mir nicht anders. Das ist auch keine Faulheit, ne, das ist viel schlimmer: Das Unterbewusstsein trickst dich aus und spricht: „Mache ich später" – „bringt bei mir nix" – das ist albern" oder, sehr beliebt: „Ich kann das schon."

Dummerweise stimmt das nicht. Du wirst ausgetrickst, damit du dich nicht ändern kannst. Es gibt Instanzen in dir, die wollen keine Veränderung und genau die sprechen so schön faul ... „kann ich schon" oder oder oder.

Ich war einmal auf einem Seminar für Gestalttherapie, da war das auch immer so. Alle waren schwer angetan und begeisternd von den Ideen und haben den Anweisungen nickend-beseelt gelauscht, aber dann ... nix. Die Teilnehmer haben einfach nicht mitgemacht, denn alles war nur im Kopf.
Es muss aber in den Körper und auch hier. Es muss getan werden, was verlangt wird, sonst bleiben es nur Buchstaben auf dem Papier oder nobler Vortrag. Es bringt dir nichts. Du kannst das nicht denken, es geht um das Erlebnis.
In diesem Seminar damals gab es eine stehende Aufforderung. **„Und tue es wirklich!"**, hieß der Appell.

Ich rufe jetzt auch: „„Und tue es wirklich!"'"

– Fühle in deinen Körper, so albern es klingt. Es ist wichtig. Hey, du bist depressiv und willst das loswerden, oder nicht? Dafür musst du erst einmal bewusst erleben, was dein Körper da macht, wie er reagiert.
So schwer ist das nicht. Schließe die Augen und fühle – los ... es kostet nichts. Bescheiße dich nicht selbst.

Wenn du dir einen Gefallen tun willst, notiere dir in ein paar Worten, was in deinem Körper war, was du erlebst, so klein der Mist auch klingt. Ich mache so einen Vordruck jetzt auf zwei Seiten mit einer Skizze eines Körpers. Vielleicht legst du es auf den Kopierer und kopierst es dir fünf Mal. Da trägst du ein, wie es bei dir ist.
Zehn Ausdrucke, denn es verändert sich. Es ist nicht immer gleich, wie sich die Depression anfühlt.
Notieren ist sinnvoll, denn die Depression vernebelt dir die Erinnerung. Sie verbirgt, kaschiert und verzerrt. Du meinst in ein paar Tagen nur noch dich zu erinnern, das war aber ganz anders. Also notiere es. Es ist nur ein Angebot, aber es lohnt sich, du wirst sehen.
Es geht darum, deine Depression kennen zu lernen. Das ist wichtig, ohne wird das nichts. Du wirst dieses Wissen um deinen Körper brauchen. Ich habe ja noch etwas mit dir vor.

Hast du deine Gedanken überhaupt bündeln können, auf deinen Körper achten können? Auf Anhieb depressiv im Körper? Wenn ja, gratuliere ich, dann bist du gut. Das können nämlich nicht viele Depressive.

Wo spüre ich meine Depression?

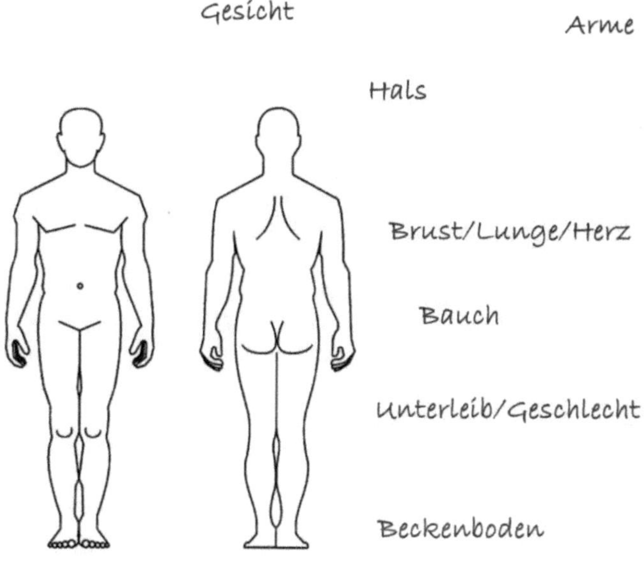

Wo spüre ich meine Depression?

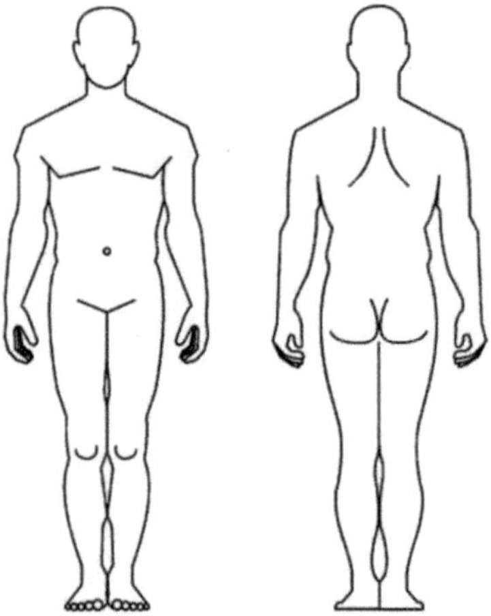

Stirn/Kopf

Gesicht

Arme

Hals

Brust/Lunge/Herz

Bauch

Unterleib/Geschlecht

Beckenboden

Beine

Das ist der erste Schlüssel. Nicht der einzige, aber der erste.

Bei den meisten Depressiven geistern nur trübe Gedanken und schlechte Gefühle im Kopf herum und sie erreichen ihren Körper emotional nicht, bekommen keinen Zugang. Das ist normal und gehört dazu. Das macht die Depression. Die meisten müssen sich einfühlen, dass auch der Körper depressiv ist, dass er es ist, der die Schwere fühlt.

Ist das so bei dir, und du bist „Körperblind", dann nochmal. Versuche es. Es funktioniert, denn dein Körper ist da. Ich weiß, wie schwer das ist während depressiver Gefühle. Ich weiß, wie schwer der Anfang ist. Ich kenne es in- und auswendig. Es ist zäh und kostet Kraft. Mache es trotzdem. „Tue es wirklich!" Fühle deine Depression, damit sie sich diesmal so richtig lohnt.

Genieße deine Depression. Das ist ein masochistischer Gedanke, genau. Kein Problem, hier darfst du masochistisch sein. Genieße deine Depression. Hier darfst du das, ... du musst ja keinem Erzählen, wie schön-schlimm das Schlimme der Depression ist, wie warm und angenehm, schaurig schön. Das bleibt unser Geheimnis. Ich schwöre, ich erzähle es keinem.

Warum schreibe ich das? Schön?!? Angenehm? Warm? Das sind verwirrende Attribute, ja.
Es kann sein, dass du diese Körpergefühle als angenehm empfindest. Dieses schwere, blockierte, träge, flache,

miese hat eine schöne, angenehme, ja sogar lustvolle Komponente.

Ja, du hast richtig gelesen, „lustvoll" – auf eine merkwürdige Weise. So das so bei dir ist, darf das sein. Hier darf das sein, auch wenn da nie jemand drüber spricht und alle es leugnen. Depression kann etwas Schönes, Attraktives, ja, Lustvolles in sich haben, wenn auch nur auf einer bestimmten, tieferen Ebene.

Wir sind hier unter uns und keiner hört mit. So das so bei dir ist, schäme dich nicht dafür. Das ist normal! Das hat einen Grund, warum das so ist.

Es hat etwas von Masochismus, aber zu dem Thema „Depression und Masochismus" werde ich einen eigenen Band schreiben, denn das Thema ist sehr groß, sehr geheim und nicht bei jedem.

Das wäre sogar gut, wenn du das fühlst, denn es ist nicht nur erlaubt, sondern würde zeigen, dass du etwas fühlen kannst, was nur wenige anfangs können. Das Eingeständnis „Depression hat einen Reiz" – wenn auch einen Verborgenen –, bringen nur wenige über die Lippen.

Aber das muss auch nicht sein. Es geht hier darum, einmal zu fühlen, was der Körper aus der Depression macht. Was die Depression mit dem Körper macht.

„Und tue es wirklich!"

Vielleicht hat die kleine Übung nicht gut funktioniert und du fühlst nichts Depressives in deinen Gliedern. Vielleicht ist deine Stimmung einfach zu gut und du kannst Depression nicht. Sehr unpassend jetzt, aber das kann sein. Vielleicht hast du einen guten Tag, eine gute Phase oder bist zu aufgeregt? Oder du verstehst die Aufgabe nicht? Nicht schlimm, hier kommt eine kleine Hilfestellung. Ich bekomme dich schon in die Depression, kein Problem:

Wenn es dir schwerfällt, depressive Effekte zu fühlen in deinem Körper, dann versuche einmal Folgendes – am besten bei geschlossenen Augen:

Atme flach. Nur den Brustkorb lässt du arbeiten und zwischen Ein- und Ausatmen lässt du dir eine halbe Sekunde Zeit, kostest den Totpunkt aus.
Dazu lässt du deine Hände schlaff und locker, ebenso die Schulter ein wenig hängen. Du schließt den Mund, presst aber nicht die Kiefer aufeinander.
Jetzt drückst du ein wenig in den Hals, so als ob er eng wäre, oder das Schlucken schmerzhaft sei. Nun versuchst du ein wenig zu weinen. Ihr kennt das, da baut man so einen Druck auf Höhe der Augen auf, mit Muskeln, die man nicht benennen kann. Man simuliert so ein wenig Trauer, auch wenn es kein echtes Weinen wird. Als wäre man ein Schauspieler und müsste Tränen zeigen.

Und jetzt seufzt du einmal leicht und nochmal ... und atmest wieder flach ... probiere dich darin aus.

Mache das zwei Minuten in Kombination, dann dürftest du dich deiner persönlichen Depression nähern. Du bist ja eh schon angeschlagen.

Mit dem Körper in das depressive Gefühl:

Funktioniert es? Wird dir ein wenig depressiv? Wahrscheinlich ja. Irre nicht wahr? Das funktioniert, man kann das erzeugen.

So, ich hoffe, du fühlst ein wenig Depression in deinen Gliedern. Das ist wichtig für unser Unterfangen und nicht umsonst von mir als Einstieg gewählt.

Tun wir einfach einmal so, als lägest du da noch oder säßet mit geschlossenen Augen und „lauschst" deinem Körper und deinem persönlichen Depressionsleid und ich erzähle dir ein wenig dazu.
Natürlich ist das nicht möglich, denn du musst diese Zeilen lesen und die Augen offenhalten, aber wir tun einfach mal so, nur für die Stimmung.

Ich erzähle dir jetzt etwas, was du so wahrscheinlich noch nie über Depression gehört hast. Es ist meine und die Erfahrung vieler Depressiver, es ist eine sehr praktische, konkrete Sicht auf Depression.

Was du da fühlst, da in deinem Körper, das ist der Auslöser der Depression, nicht der Effekt. Es ist der Auslöser!

Nochmal: Das zündet die Depression in dir! Das Gefühl in deinem Körper ist nicht das Symptom der Depression, nicht dessen Produkt. Das Gefühl ist der Anfang der Gefühl-Gedankenspirale!

Dein Körper ist der Auslöser!

Jetzt kommen von mir Zeilen, die von der üblich-medizinischen Sicht der Depression abweichen, aber es gibt immer mehrere Varianten ein und das gleiche Bild zu zeichnen und ich zeichne es aus guten Gründen wie folgt:

Depression ist eine körperliche Erscheinung. Auch. Es ist Körper und Geist, aber Depression geht vom Körper aus, denn dort ist sie gespeichert und angelegt. Der Körper erinnert eine bestimmte Situation und löst diese Körpergefühle aus. Dem folgt der Geist und denkt sich depressive Gedanken und Gefühle dazu. In dieser Reihenfolge!

Depression ist keine Krankheit, sondern ein Modus an der Körper-Geist-Schnittstelle. Der Körper löst diesen Modus aus mit genau den Gefühlen, die du da gerade spürst. Schwere, Müdigkeit, Trägheit. Was du fühlst mit geschlossenen Augen, ist der Zünder!

Du liest Auslöser und Erinnerung aus, denn es ist beides zugleich. Diese Schwere, diese Verkrampfung, dieses Ziehen in der Brust, diese Bleischwere hinter der Stirn, diese Schläfrigkeit und was weiß ich, das hat Methode.

Diese Körpererinnerung soll die Depression auslösen, denn sie hat ein Ziel: Sie will dich lähmen und das will sie aus gutem Grund. Dein Körper lähmt dich, weil er dich schützen will!

Dein Körper macht das, da er sich an etwas erinnert. Da ist eine Situation, ein Reiz oder ein Gedanke und der Körper wird daran erinnert, jetzt zu drosseln, zu reduzieren zum Rückzug zu blasen und alle Energie aus dem System zu nehmen.

Dein Körper hat Angst! Dein Körper, verstehst du? Das klingt ein wenig schräg, denn wir denken immer, der Kopf bestimme alles und wir meinen, das seien die Gedanken. Das stimmt aber nicht immer. Hier nicht!

Und überhaupt: Auch der Kopf ist nur ein Organ des Körpers.

Der Körper erinnert! Es ist in seinen Gliedern gespeichert, auch wenn das exotisch klingt.

Das, was da erinnert wird, soll er auf jeden Fall verhindert werden und um das zu verhindern, lähmt der Körper dich und damit deine Gedanken und Gefühle. Er erzeugt eine

Schwere und eine Chemie – Hormone –, die deinen Kopf, deinen Geist und deine Psyche in die depressiven Gedanken und Gefühle wie Tristesse, Trauer und Verzweiflung stürzen.
Er will dich von etwas abhalten. Er will dich bremsen, damit du nicht handelst!
Ich will an dieser Stelle nicht auf die Gründe und Ursachen eingehen, dazu kommen wir noch, wir bleiben einstweilen bei diesen Gefühlen im Körper, dem Auslöser.

Nochmal, das ist ganz wichtig:
Der Körper ist das Gedächtnis. Er nimmt eine Situation wahr, oder ein Gefühl, eine Erinnerung – für ihn sind das alles Situationen -, macht sich schwer und träge und der Kopf reagiert darauf mit depressiven Gedanken und weiteren Gefühlen.
Natürlich reagiert der Körper auch darauf erneut. Ein Kreislauf bildet sich.

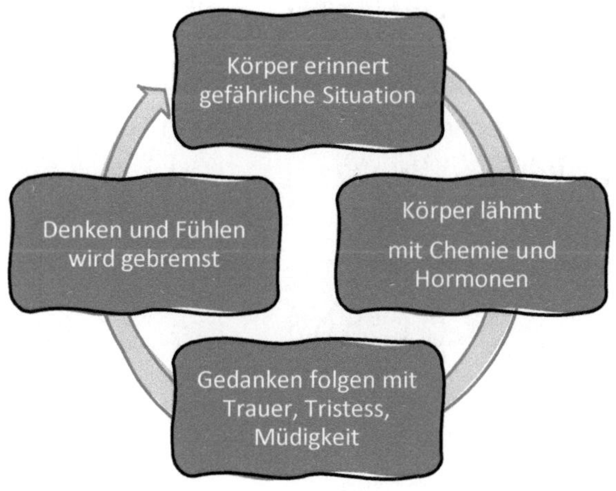

Das ist sehr wichtig zu verstehen, denn da liegt ein erster Schlüssel verborgen, die Depression zurückzudrängen.

Vielleicht glaubst du das nicht, denn es kommt dir so anders vor in deiner Wirklichkeit. Aber, je nachdem wie vertraut und erfahren du mit Depressionen bist, wirst du zum Beispiel berichten können:

Da kommt eine schlechte Botschaft, die Brust sackt zusammen, die Schultern knicken ein, der Atem wird flach, die Arme und Beine werden schwer und dann! – erst dann! Setzen die depressiven Gedanken ein. **Die Gedanken reagieren auf den Körper!**

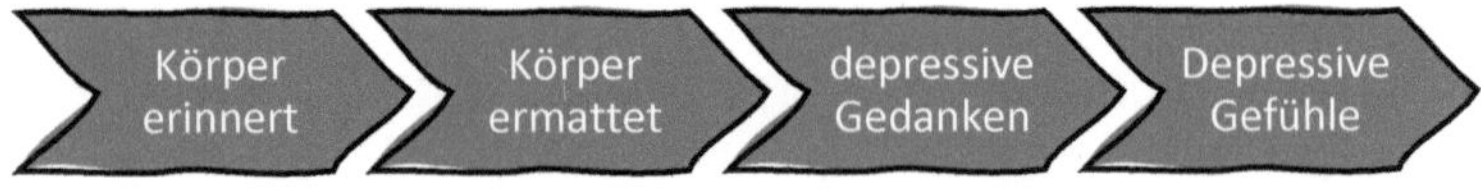

Und auch umgekehrt: Löst sich eine Depression, wird zunächst der Körper wieder leicht und immer leichter und erst dann weichen die depressiven Gedanken und Gefühle zurück.

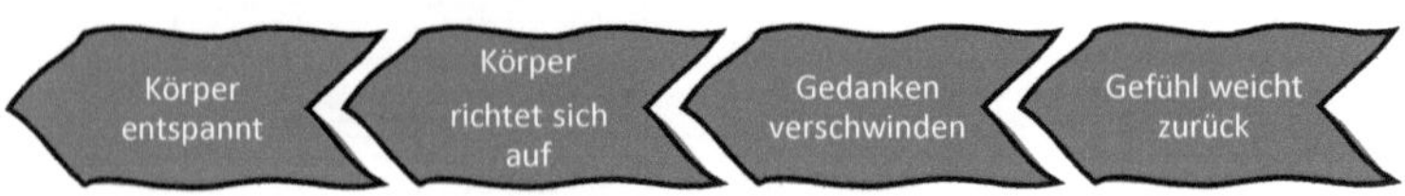

Die Medizin meldet das übrigens auch. Früher dachte man, der Depressive habe einen gestörten Hormonhaushalt im Gehirn. Heute weiß man, dass dieser

„gestörte Haushalt", von Denkprozessen ausgelöst wird. Der Körper erzeugt die depressive Chemie mittels negativer Gedanken und Gefühle!

Wenn du also gerade hier mit dem Buch in der Hand sitzt und dir ist schwer und trist und alles ist graue Brühe, wie das in der Depression eben so ist, dann ist dies, da dein Körper diesen Zustand in dir angestoßen hat.
Natürlich ist es längst ein Geben und Nehmen zwischen Körper und Geist. Beide Parteien halten miteinander und im Wechsel die depressive Fahne und drücken sich gegenseitig hinunter.

Der Körper spielt also eine riesige Rolle in dem Leid der Depression. Da wird die Depression nicht nur gefühlt, da wird sie auch immer wieder angestoßen und angeschubst.

Daher ist diese Übung „die Depression zu genießen" so wichtig.
Du sollst dich diesmal vertraut machen mit den Auslösern der Depression – die gleichzeitig auch Auswirkung ist. Der Körper lähmt dich mit diesen Gefühlen!

Was ich damit sagen will: Da ist der Feind! Verstanden? Er ist in deinem Körper, nicht in deinen trägen Gedanken. Die sind nur die Folge.

Aus noch einem weiteren Grund ist diese Übung wichtig: Tendenziell neigt die Depression dazu, einen Keil zwischen Körper und Geist zu treiben. Das Körpergefühl dissoziiert, wird mit fortschreitender Depression retuschiert, verschwindet im Extremfall sogar.

So fühlen Depressive weniger Kälte, weniger Wärme, können ihren körperlichen Zustand schlechter abschätzen, wissen ihr Gewicht nicht (gemeint ist nicht die Zahl in Kilo, sondern das Gefühl), spüren weniger Schmerz und natürlich auch weniger Freude. Sie schätzen allgemein die Situation ihres Körpers falsch ein. Im Extremfall – ich kann davon berichten – werden Extremitäten taub und gefühllos.

Alles ist heruntergedimmt, auch physiognomisch. Alles ist lau und mau und weniger. Kurzum: Der Körper ist nicht mehr so präsent. Das trennt den Depressiven aus der Welt. Das enthebt ihn und mehr und mehr dreht er sich in Gedankenwelten und schlecht erdachten - „empfundenen" – Gefühlskreisläufen und die werden immer größer.

Um diese Dissoziation mit einfachen Mitteln zu mildern – stoppen kann man diesen Prozess nicht einfach so –, ist diese kleine Übung gut geeignet.

Fühle – genieße deine Depression. Schaue, was dein Körper da macht, auch wenn es unangenehm ist.

„Und tue es wirklich!"

Komm, noch einmal und dann springen wir mit diesem Gefühl in das nächste Kapitel.

Theoretisch – wenn du nicht lesen müsstest – bräuchtest du gar nicht deine Augen zu öffnen, denn genau so machen wir jetzt noch ein Kapitel weiter, bis wir die Richtung wechseln.

B.1.   Auferstehen in ganz klein

So, du bist noch mit geschlossenen Augen und fühlst deine Depression, wie sie in deinem Körper steckt? Gut, das brauchen wir jetzt für dieses Kapitel.

Hast du dir ein wenig angeschaut, wie das bei dir ist?

Also bei mir ist das – ich erzähle einmal von mir –, also bei mir ist das immer so, dass meine Schultern ein wenig hängen, die Arme sind schlaff, mein Atem geht flach, mein Kopf hängt so ein klein wenig nach vorne, es drückt hinter meiner Stirn und meine Brust ist eng. So das mit dem Atmen ist nicht so richtig frei möglich. Auf meinem Geist oder Gehirn, oder wie man die Instanz nennen soll, liegt so ein bleierner Schleier.
Das ist alles nicht schlimm, nicht dramatisch, aber es ist so eine latente Schwere, die einen niederdrückt, rein körperlich. Es mangelt an Spannung und dem Willen zur Spannung.

Bei mir ist das so. Bei dir kann es anders sein. Ich will da jetzt nur einmal Beispiel sein.

So, und jetzt machen wir einmal ein kleines Experiment, okay?

Du ballst deine Hände zu lockeren Fäusten, nur so, dass die Finger ineinander liegen – nicht verkrampfen.
Du legst die Arme locker an, so dass die Handgelenke etwa auf Höhe der Hüftknochen sind.

- Jetzt hebst du das Kinn, atmest tief ein und richtest dich auf. Du drückst deinen Rücken durch.
- Langsam und tief einatmen durch die Nase.
- Und wieder durch die Nase ausatmen und kurz innehalten. In dieser Haltung bleiben.
- Und ausatmen und wieder einatmen bei gleicher Haltung – und immer durch die Nase. Vielleicht ziehst du noch ein wenig die Schulter zurück, das wäre nett.

Wichtig wäre – also es wäre schön – wenn du hinunter in den Bauch atmen kannst, das wäre gut und den Atem ein wenig strömen lässt. Keine Gewaltakte und scharfer Atemstrahl, es soll einfach strömen, auch wenn es kitschig klingt.
Bitte nicht den Kopf hängen lassen, sondern das Kinn ein wenig hoch, als seiest du ein wenig arrogant.
Nicht die Kiefer aufeinanderpressen. Das ist nicht nötig.
So schlimm und ernsthaft ist die Übung nicht.

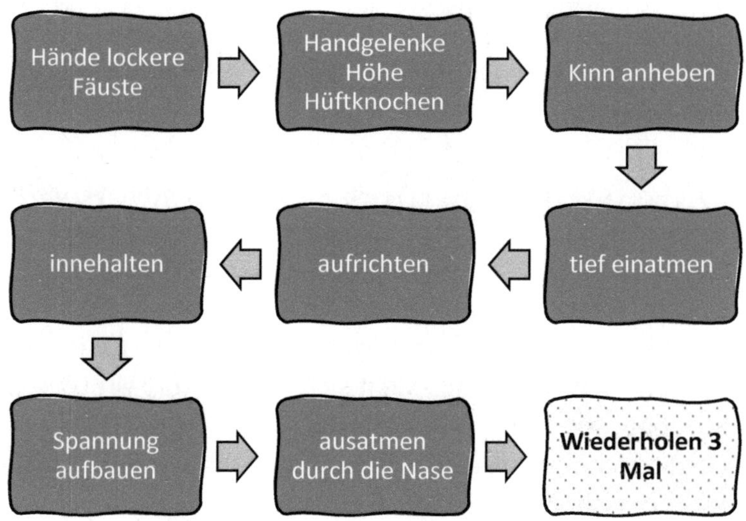

Das war es eigentlich schon. Wiederhole das nochmal, nur so für dich.

Locker die Haltung bewahren und Atmen.

Klingt alles ein wenig nach Kleinkram und nach Hokuspokus vielleicht, wenn du solche Dinge nicht gewöhnt bist. Macht nichts. Du sollst jetzt nicht stylisch oder cool sein, hier geht es um deine Depression, nicht darum gut auszusehen oder besonders taff zu sein.
Vielleicht siehst du diese Übung – die keine ist – nicht ein und findest sie sinnlos, aber mach einfach mal, ich erkläre gleich, wozu das gut ist.
Ich weiß, wovon ich spreche, ich weiß, was ich dir hier rate, du musst mir und meiner Depressionserfahrung vertrauen. In Depression bin ich ein Profi.

Also los, komm nochmal retour, zurück auf Anfang.

Schließe die Augen und fühle deine depressiven Glieder. Wie fühlt sich die Depression an, im Unterleib, im Bauch, den Schultern, den Armen, den …

„„Und tue es wirklich!‟"   Fühle, wie ist es in deinem Körper?

Es kann jetzt sein, das gelingt dir nicht mehr so gut. War es zuvor noch sehr einfach das Depressive zu fühlen, ist das jetzt schwieriger. Es stellt sich nicht sofort ein.
So das so ist: Glückwunsch! Sehr gut. Das ist ausgezeichnet, denn dann hast du eine gute Ausgangssituation. Später davon.
Aber gibt dir noch einmal Mühe, bis du Depressives in deinen Gliedern spürst.
Ist es da? Gut, dann jetzt wieder: Hände locker ballen, hüfthoch Arme halten, Kinn heben, und in den Bauch einatmen und wieder aus. Rücken durchdrücken dabei und Schultern mäßig nach hinten.

„„Und tue es wirklich!‟"

Spürst du das? Es gibt ein anderes Körpergefühl. Das macht etwas.
Je nachdem, wie geschult deine Körpergefühle sind, spürst du es unterschiedlich gut, aber das Gefühl ist da.
Da ist ein Unterschied zwischen „schlaff in Depression‟ und „aufgerichtet in Atmung‟. Das macht etwas. Das macht auch etwas mit der Stimmung, mit dem Kopf und den Gedanken.

Der Körper zieht dich in die Schwere! ABER
Du kannst es umkehren, den Körper aus der Schwere ziehen!

So ein klein wenig, wird man herausgezogen aus der Tristesse, der der Schwere. Es hat minimal etwas von Befreiung. Du fühlst mehr und vielleicht – mit etwas Glück, strömt da etwas in dir. Da ist jetzt eine Spannung, die da zuvor nicht wahr.

Zugegeben, es ist nicht viel. Es ist jetzt kein Wiederauferstehen oder „alles ist viel besser", aber da ist eine Wirkung. Es ist ein klein wenig besser, auch wenn es nach der „Übung", sofort wieder zusammenfällt. Egal, darauf kommt es erst einmal nicht an. Es war für einen Augenblick, oder zwei, besser und leichter, da war ein wenig Spannung und Energie, genau das, was in Depression so sehr fehlt.

So bekämpft man Depression! So und genau so! Gut, das ist jetzt nur eine Basis-Übung, nur eine körperliche und ich komme gleich noch mit Anderem und Wirkungsvollerem um die Ecke, aber so macht man das. Im Kleinen! Im Kleinen drängt man die Depression zurück, in so kleinen Schritten, so kleinteilig, so winzig, denn:

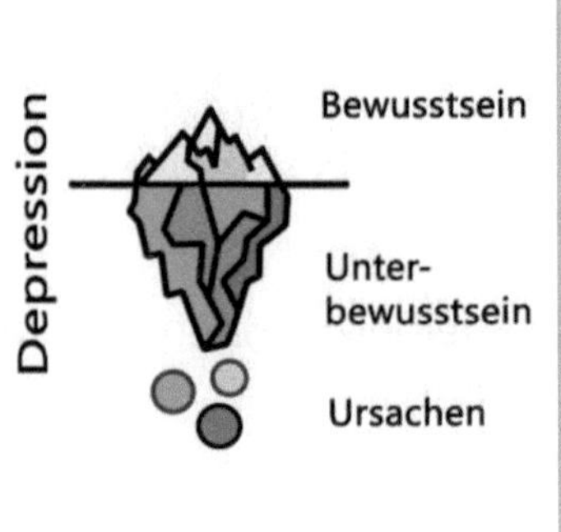

Depression ist ein Titan! Depression ist viel größer, als du ahnst. Diese tristen Gefühle, dieses Demotivierende, diese hoffnungslose Tristesse, all dieses Schlimme sind nur die Spitze eines Eisberges. Es sind nur die sichtbaren Effekte. Depression ist gewaltig groß und überall in dir implementiert. Und sie ist alt.

Vielleicht hast du deine depressive Symptomatik – siehe oben – erst seit ein paar Wochen oder Tagen, aber ich sage dir, die Depression ist schon längst in dir, seit Jahren! Wahrscheinlich schon immer.

Aber sie ist kein Fluch, keine Infektion oder nicht schädlich, denn:

Depression ist keine Krankheit. So schrecklich, so schwierig, so leidvoll, ja, auch so gefährlich Depression ist, Depression ist keine Krankheit! Sie ist auch kein Symptom einer anderen Erkrankung. Depression ist ein Modus.

Depression ist ein Modus, den dein Unterbewusstsein gezielt nutzt!

Depression ist ein Modus, den dein Unterbewusstsein sehr gezielt benutzt.

Und dieser Modus ist vorinstalliert, vielleicht sogar genetisch und wurde von deinem Unterbewusstsein entwickelt, ausgebaut und eingeübt.

Dass sie irgendwann sichtbar und spürbar wird für dich durch seine Symptome wie Traurigkeit und Tristesse, ist nur, da sie jetzt ausgelöst wurde und die Spitze erreicht. Sie war längst in Betrieb seit langem und angelegt. Depression ist eine tief in deine Persönlichkeit und Denk- und Gefühlsweisen integrierte Struktur, die nur aktiviert wird und gegebenenfalls gesteigert wird. Und der Körper aktiviert sie, denn im Körper ist sie gespeichert.

Depression ist eine tief in deine Persönlichkeit und Denk- und Gefühlsweisen integrierte Struktur.

Und etwas so Großes, kann man nur im Kleinen bekämpfen.

Auch wenn das kryptisch für dich klingen mag, habe ein wenig Geduld, ich erkläre es später und ich verspreche dir, es ergibt ein sehr stimmiges Bild.

Wichtig ist einstweilen zu verstehen: Im Kleinen! Du musst in winzigen Schritten vorgehen. Depression ist zu groß, um sie mit irgendwelchen wilden abgefahrenen Strategien und Methoden zu bekämpfen. So große Strategien gibt es nicht! Das funktioniert nicht! Nie! Noch nie bei niemanden! Unmöglich! Auch erkläre ich später, warum das unmöglich ist.

Im Kleinen, in kleinen Modulen bekämpft man Depression! Und eine dieser kleinen Module ist, die Hände zu lockeren Fäusten zu formen, sich aufzurichten und tief in den Bauch zu atmen, so lächerlich das auch klingt.

Es ist ein Anfang.

ES IST EIN ANFANG, mehr nicht, aber es ist ein Anfang, der funktioniert, wenn auch ganz klein.

Es ist wichtig. Ab jetzt machst du diese kleine Übung immer wieder zwischendurch, wenn du depressive Gefühle fühlst.

Aufrichten und tief in den Bauch atmen. Wichtig dabei: Nicht verkrampft angespannt. Spannung ja, aber, strömen lassen, auch wenn das ein wenig nach Esoterik klingt.

Ehrlich gesagt ist diese Methode „Hände zu Fäusten …", und so weiter nur ein Vorschlag. Bestimmt kannst du eine eigene Methode, etwas für dich Passenderes entwickeln, das dich aufrichtet, dich anhebt und ein wenig aus der Tristesse und Schwere zieht für einen Augenblick.

Wichtig ist nur, dass Atem fließt und es nicht in Verkrampfung geschieht, in lockerer, leichter Aufrichtung ist und sich leicht wiederholen lässt, denn wiederholen wirst du es ab jetzt sehr oft. Das wird deine Grundbewegung gegen Depression! Ab jetzt!

Gehe davon aus: Aufrichten, Rücken gerade, Schultern nach hinten, Arme leicht anwinkeln, Becken kippen, Kinn hoch – sind Bewegungen/Haltungen die positiv wirken. In den Bauch atmen, fließen lassen – auch wenn es sich sehr betulich anhört.

Kleine Hilfe: Wahlweise hilft es einigen zu Anfang eine Grimasse zu machen, damit sich die Gesichtsmuskulatur löst. Bei einigen Bildet die Depression mit ihrer Steifheit in der Gesichtsmuskulatur eine Maske. Ich weiß, klingt albern, aber probiere es aus, es hilft.

Aufrichten gegen Depression

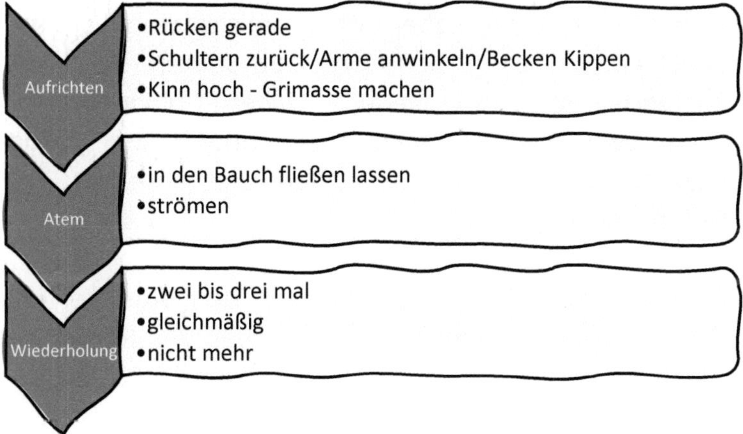

„Und tue es wirklich!" Das schärfste Schwert gegen die Depression ist die Tat! Also lese nicht nur, handle. Sonst wirst du diese Kack-Depression nie los.

Das Schärfste Schwert gegen die Depression ist die Tat!

Warum ist das so wichtig? Warum sollte diese kleine, alberne Übung helfen?

Sechs Gründe:

Erstens machst du dir deinen Körper bewusst. Depression spaltet tendenziell deinen Körper von deinem Bewusstsein ab und vernachlässigt ihn. Du achtest nicht auf ihn. Auch – aber nicht nur – da der Geist diese Hängepartie des Körpers bei Müdigkeit und Schwere kaum ertragen kann. Es muss ja immer mithören, denn es wohnt ihn ihm, dann aber bitte möglichst wenig spüren. Es ist einfach lästig, den Körper zu spüren, denn sein Zustand ist so elend. Daher blendet das Unterbewusstsein ihn weg. Diese Übung aber zwingt dich, auf den Körper zu achten und erweitert dein Gefühlspektrum.

Zweitens torpediert diese Übung den Auslöser der Depression. Du erinnerst dich, ich schrieb: Der Körper löst die Depression aus durch Schwere und Blei in den Gliedern und Kraftlosigkeit. Du aber gehst mit dieser Übung ein klein wenig dagegen an. So bist du nicht mehr ganz so schwer, nicht mehr ganz so träge, nicht mehr ganz so kraftlos, sondern neigst dich Richtung Gegenteil. Damit wird dem Auslöser der Wind aus den Segeln genommen. Er löst nicht mehr so viel aus. Du unterbrichst den Regelkreis vielleicht nicht – es war ja nur eine kurze, kleine Übung – aber immerhin wird er gemildert.

Drittens setzt du dich in Macht. Du kannst ein wenig bewirken, spürst du in deinem Körper. Es ist gering, aber es ist. Eine große Bürde der Depression ist dies unsägliche Machtlosigkeit gegenüber den miesen Gefühlen. Das hier ist ein kleines „Werkzeugchen" dagegen. Etwas ist möglich, denn du kannst ein wenig, wenig, wenig deine Stimmung heben.

Viertens – und das ist die wichtigste Komponente: Du zeigst deinem Unterbewusstsein die Richtung. Ich werde gleich noch viel auf dem Thema Unterbewusstsein herumreiten, denn das Unterbewusstsein ist die Schlüsselinstanz beim Thema Depression. Vorab schon einmal: Mit dieser Übung zeigst du dem Unterbewusstsein eine Richtung und die lautet: In die Anspannung, in die Bewegung, in den „Atemfluss" und „in die Handlung". Nach vorne!
Auch wenn dir das in deinem Bewusstsein albern und kleinlich vorkommt, dein Unterbewusstsein versteht diese Botschaft. Das Unterbewusstsein spricht eine ganz andere Sprache als das Bewusstsein, hat ganz andere Regeln. Das Unterbewusstsein liest diese kleine Übung von dir wie folgt:
„Fließen [energetisches Fließen] ist sicher!" – nur das liest es! Aber das reicht vollkommen aus. Später davon, etwas Geduld bitte, gebt mir die Zeit. Das Thema ist zu komplex und vernetzt, um alles in einem Kapitel zu erklären.

Fünftens – hebt diese Übung deinen Hormonstatus an. Es ist eine Bewegung, genaugenommen sogar mehrere. Die Muskeln des Korpus werden aktiviert und die Atmung verbessert. Das verschiebt die Hormonausstattung ins Positive, wenn auch nur minimal. Aber es hilft und eines der Kernprobleme aus medizinischer Sicht, ist die gestörte Hormonlage des Depressiven. Die Lage wird etwas aufgebessert, zumindest zeitweise.

Sechstens – fließt Energie. In einer alternativen Sicht, der fernöstlichen oder fernöstlich-inspirierten Sicht der alternativen Medizin ist Depression ein gewaltiger Energiestau. Aufrichten, Atmen fließen lassen in den Bauch, erleichtert den energetischen Durchfluss, löst ein wenig den Stau.

„Die Alternativen" sprechen von Chakren, Leiterbahnen und Energien. Ja, sogar Schlangen die angeblich im Becken schlafen kommen zur Sprache. Alles etwas schräg. Man muss diese „exotische" Sicht auf die Dinge nicht teilen ... allerdings ... nun, wie soll ich das sagen ... ich bin vom Gemüt eher Naturwissenschaftler und Freund der Physik und messbaren Kräfte ... aber ... hm ... sie haben verdächtig oft Recht mit ihrer Sicht. So dumm ist das nicht. Energie fließt besser bei dieser Übung.

Also in Gottes Namen, mache die „Und tue es wirklich!" Übung. Und immer wieder, fühlst du Depression in deinem Körper. Sie ist kostenlos und es hilft ein wenig. Wie gesagt, im Kleinen ...

B.2. Kannst du das überhaupt?

Kannst du das überhaupt, frage ich mich gerade. Ich weiß ja nicht, wie schwer depressiv du bist.

Ich meine, ich habe da mir nichts, dir nichts ganz schön viel von dir verlangt in den beiden vorangegangenen Kapitel.

Nicht nur, dass du in deinen Körper fühlen solltest, nein, du solltest dich auch noch gegen diese Gefühle aufbäumen, wenn auch im Kleinen.

Vielleicht ist das zu viel für dich? Das kann gut sein, denn Depressive sind zeitweise außer Gefecht oder latent nicht so leistungsfähig, wie man das normalerweise erwarten würde.

Wenn das so ist, dann verstehe ich das. Glaube mir, ich habe schon Zustände erlebt, dass ich nicht einmal ein Buch hätte lesen können, geschweige denn, dass ich Motivation gehabt hätte, etwas gegen meine Depression zu tun.

Unmöglich wäre das gewesen. Es gibt Depression so stark, dass du nichts mehr spürst, taub bist, sabbernd eine Wand anstarrst und nicht einmal das bemerkst. Ich kenne das.

Da du aber diese Zeilen liest, wird es so schlimm nicht sein. Gott sei Dank, denn das braucht niemand.

Aber, ist deine Depression für das Verlangte zu schwer, ist dir zu zäh, zu träge und du bist mit dem Geforderten überfordert, so gibt es Abhilfe.

Es gibt ein paar Tricks, die schlimmste Tristesse und den schlimmsten Treibsand bekämpfen. Es gibt Kniffe, wie man sich ein wenig geistige Beweglichkeit verschaffen kann, denn genau die ist das Problem. Die Depression vernebelt den Geist und bindet alle Energie. Man ist wie gefangen und kann nichts tun, was Verbesserung bringen könnte.

Depression vernebelt den Geist und bindet die Energie

Im ersten Band dieser Reihe pragmatisch gegen Depression – „immer nach vorne", beschreibe ich genau drei solcher Tricks.

Ich will sie hier einmal kurz anreißen, da sie nicht nur nicht in Vergessenheit geraten sollen, sondern, da sie Basistools sind, um Depression, die akute Tristesse und Schwere zu bekämpfen.

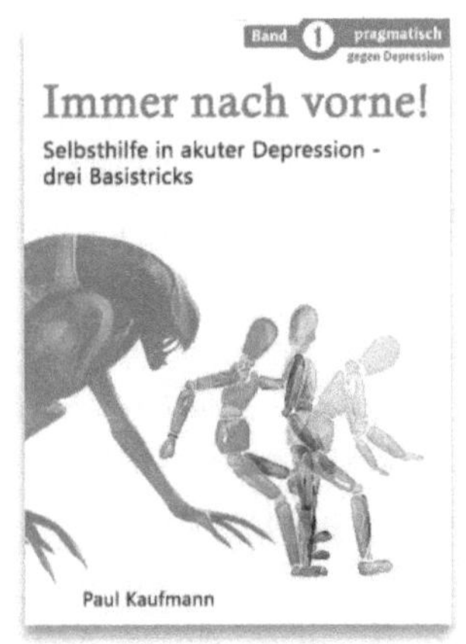

Es gibt immer wieder einmal Situationen, wo es schwerfällt und Gedanken und Prozesse stoppen. Das wird dir immer wieder passieren. Es gibt gute und schwierige Phasen. Das ist okay und normal. Mache dir keine Gedanken, wenn es so bei dir ist. Du bist nicht schwach oder dumm oder so etwas. Es ist eine Grundeigenschaft der Depression, dich immer wieder in die Lähmung fallen zu lassen und das unverhofft. Das ist ihre Methode. Einstweilen – erstmal ist das schade, aber in Ordnung, okay? Ich erkläre später, warum Depression das macht, dann kommt einem das nicht so sinnlos vor.

Wie gesagt, ich empfehle ausdrücklich den ersten Band dieser Ratgeberreihe „Immer nach vorne!". Nicht, weil ich reich durch Bücherkäufe werden will, sondern da es das kleine Notbesteck ist, das dir emotionalen Aktionsraum verschaffen kann. Ohne den geht nichts.

„Immer nach vorne!", ist der Titel des ersten Bandes und nennt schon im Titel, worum es in akuter Depression vordringlich geht: **Die Richtung!**
Drei Übungen werden vorgestellt, die deinen Gedanken, deiner energetischen Strömung eine Orientierung geben sollen, und zwar nur eine! Nach vorne! Du musst nach vorne, in die Handlung, in die Bewegung.

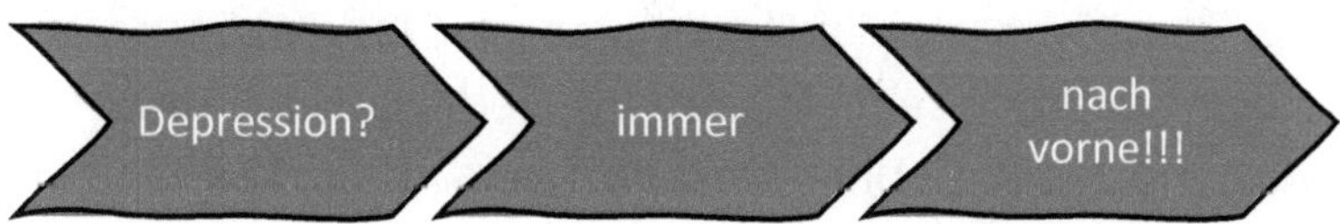

Die **erste** Übung dafür ist ein **sich nach vorne fallen lassen**. Man stellt sich auf die Fußballen, wartet kurz ab und entscheidet sich nach vorne zu kippen, bis ein Bein einen abfängt im Reflex. Das Resultat ist eine alberne, scheinbar unnütze Bewegung, ein gewolltes Beinahe-Stolpern. Aber, so wird deinem Körper unbewusst vermittelt – da geht es lang! Vorne ist die Richtung der Wahl.
Das ist wichtig, denn Depression will immer nach hinten, zurück und in den Rückzug. Die Depression ist

gespeichert im Körper und mit dieser kleinen körperlichen Übung wird der Körper erinnert, dass nach vorne sicher ist. Er darf nach vorne gehen, es muss nicht der Rückzug sein. Außerdem werden durch die Bewegung endlose Denkkaskaden unterbrochen. Zwar nur kurz, aber immerhin!

Negative Denkkaskaden sind ein zentrales Element der Depression, ihre Kernstrategie dich aus der Handlung zu führen. Nach vorne Kippen erfordert aber bewusste Handlung und entnimmt den Depressiven für einen kurzen Moment aus der Endlosschleife.

Die **zweite** Übung lässt dich innehalten. Du sollst nur **innehalten und fühlen** drei bis fünf Sekunden lang. Es ist ein Lauschen der Emotionen. Immer wieder zwischendurch sollst du fühlen, was um dich herum ist, wie es sich anfühlt, wie schön das Leben ist.

Das ist wichtig, da die Depression den Depressiven vom Leben isoliert. In seiner negativen Gedankenwelt driftet er weg und jeder Genuss wird ihm versagt. Er verliert den Kontakt zum Leben und schöne Gefühle werden ihm vorenthalten.

Man braucht aber schöne Gefühle, damit sich Handeln lohnt. Das ist kein Luxus, das ist das Lebenselixier. Diese Methode – immer wieder innehalten – baut also kleine Brücken zur Lebenswirklichkeit.

Die **dritte** Methode ist, alle **Handlungen so lange zu zerlegen und immer kleiner zu zerteilen**, bis sie ein Format haben, dass man sie ausführen kann. Ausführen bedeutet immer nach vorne, in die Handlung.

Die meisten Aktionen, Vorhaben, ja auch Bewegungsabläufe oder Miniprojekte wie Zähneputzen oder Kaffeekochen sind während eines starken depressiven Schubes zu groß, um angegangen zu werden. Der Depressive scheitert im Ansatz. Daher verweise ich auf die Technik, die Handlung in kleine Splitter zu zerschlagen, so klein, dass man die einzelnen Bewegungen ausführen kann. Es sind verdauliche Happen.

Immer nach vorne, immer in die Bewegung, immer in die Aktion!

Depressive verzweifeln oft vor der schieren Größe des Vorhabens, denn sie sind gelähmt und alles erscheint ihnen zu groß und zu viel und undurchführbar. So viel Energie haben sie nie im Leben, fühlen sie und fühlen vollkommen falsch. Das können sie aber nicht wissen. Die Energie ist da, alles ist nur gefangen. Mit dieser Methode trickst man dieses Problem ein wenig aus.

Ich kann nur dringend empfehlen, diese Methoden zu kennen – kurzum den ersten Band dieser Reihe zu lesen und die Tricks zu übernehmen. Sie helfen, steckt man akut im Treibsand und sind immer möglich. So kann man kleine Dinge beginnen und langsam wieder Oberwasser gewinnen. Denn – ich schrieb es schon:

Depression bekämpft man im Kleinen!

Überhaupt gehe ich davon aus, du bist in Behandlung – Therapie – oder warst in Behandlung und bist mit deiner Depression so weit vertraut, dass es nichts Neues ist.

Depression muss behandelt werden, denn nur in den seltensten Fällen verschwindet sie einfach so.

Depression erfordert Behandlung!

Depression ist keine Kleinigkeit! Das ist kein Schnupfen oder kleiner Defekt, den man einfach so aussitzen kann. Depression ist auch keine „einfache" Angststörung, die man mit ein paar Tricks und Kniffen, z.B. flotter Verhaltenstherapie austricksen kann.

So sehr viel ich von Verhaltenstherapie halte - und auch in dieser Buchreihe sind Elemente davon, ich halte sie für den Königsweg – mit „mal einfach so" ein paar Sachen oder Therapiestunden machen ist die Depression nicht weg und gegessen.

Es mag sein, dass deine negativen Wirkungen, wie Trauer, Tristesse, Antriebslosigkeit und so weiter vergehen, aber die Depression ist noch da. Depression ist viel größer, besteht aus viel mehr Komponenten als nur das. Was dich da stört und behindert ist nur die Spitze des Eisbergs und unter diesem Eisberg liegen die Gründe, die diesen „Eisberg" Depression überhaupt notwendig machen.

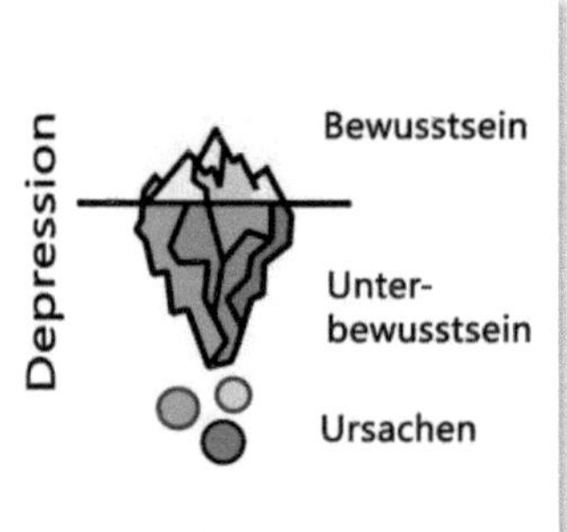

Im ersten Band – immer nach vorne! - habe ich es ausführlicher erklärt, hier halte ich mich bewusst kurz.

Depression ist ein Modus des Unterbewusstseins. Das Unterbewusstsein ist gemeinsam mit deinem Bewusstsein deine Software und muss Stabilität garantieren. Daher lässt es sich nur auf stabile Situationen ein. Das ist seine Programmierung und Aufgabenstellung. Das Unterbewusstsein will funktionieren um jeden Preis und ohne Unterbrechung und OHNE RISIKO. Daher arbeitet es extrem konservativ und meidet bestimmte Situationen.

Depression bringt katastrophale Gefühle mit sich, wie Trauer, Tristesse und Sinnlosigkeit, aber es gibt noch viel Schlimmere Gefühle und Zuständen, viel Schlimmere - der emotionale Tod zum Beispiel – und genau dies **will das Unterbewusstsein vermeiden**.

Die Situationen sind individuell verschieden bei jedem Menschen, sind oft psychologische Schwachstellen oder Defekte, Traumata oder Erfahrungen. Die gilt es zu vermeiden und genau dafür entscheidet sich das Unterbewusstsein für den Rückzug.

RÜCKZUG IST DIE METHODE SEINER WAHL! Es mag genetisch oder gelernt sein, Rückzug und Stillstand sind angesagt und die Hauptmethode der Depression ist im Vorfeld bereits ZU VERMEIDEN, DASS ES ÜBERHAUPT ZU GEFÄHRLICHEN SITUATIONEN KOMMEN KANN. Sie lähmt den Depressiven im Ansatz und lässt ihn gegebenenfalls nicht einmal aus dem Bett steigen.

Depression will vermeiden, dass es überhaupt zu gefährlichen Situationen kommen kann!!!

Dazu hat das Unterbewusstsein einen ganzen Werkzeugkasten zur Verfügung. Das, was du da spürst an Tristesse, Mutlosigkeit, träger Sauce oder Hoffnungslosigkeit, sind nur die offensichtlichen. In Wahrheit ist es eine ganze Maschinerie, die mehr oder weniger im Hintergrund wirkt, damit der Depressive gelähmt wird. **Die Lähmung ist das Ziel, nicht der Effekt!** Der Effekt ist, dass du bestimmte Dinge nicht tust, aber später davon.

Vielleicht bekommst du eine Ahnung, die Nummer ist viel zu groß, um sie mal eben so ein wenig wegzudrücken, oder auszutricksen mit Taschenspielertricks. Besonders – und das ist das größte Problem – **Tricks funktionieren nicht, denn dein Unterbewusstsein hört mit.** Es weiß, was du tust, und grinst dazu. Es weiß längst Bescheid und hat ein Gegenmittel ersonnen. Selbstüberlistung funktioniert nicht.
Depression ist ein Titan! Willst du wirklich weiterkommen und die Depression in den Griff bekommen, musst du das Verstehen und im Kleinen gegenan. Es geht, es funktioniert. Ich zeige dir, wie und gemeinsam mit Therapie und ganz viel Neugier, kannst du von der Depression weg.

Weg, ja, weg von ihr, denn du kannst die Depression weder überwinden, noch besiegen. Du kannst nur in eine andere Richtung und diese Richtung ist nach vorne, denn die Depression ist hinten, immer hinten, immer nach hinten zieht sie dich.

Depression ist ein gewaltiges Richtungsproblem. Deine Psyche ist auf „Rückwärts", auf „Vermeidung", auf „Ausweichen", auf „Passivität", programmiert und sie hat sehr viele Pfeile im Köcher, um diese Programmierung durchzusetzen.

Sie ist sehr einfallsreich. Die Depression ist ein sehr pfiffiger Gegner, denn die Depression bist du. Sie ist ein Teil von dir und genau so schlau wie du. Sie kann alles, was du auch kannst, keine Chance.
Nur eines, eine Ausnahme gibt es! Eines kann sie nicht: Sie kann nicht nach vorne! Nach vorne meint hier Aggression.

Du kannst nicht aggressiv sein und depressiv, nicht gleichzeitig, unmöglich! Denn: **Depression ist das Gegenteil von Aggression.** Depression führt die Energie zurück, hinein, zurück in dich, invers, retour, hält die Energie bei dir.
Aggression aber führt hinaus, nach außen, lässt die Energie strömen. Aggression ist der Motor der Tat. Depression organisierter Rückzug.

Und genau das, nutzen wir bei der nächsten Methode aus im nächsten Kapitel. Im Kleinen bringen wir der Psyche bei, dass es eine Alternative zum Rückzug gibt.

84

Teil C: Aggression gegen Depression

Aggression gegen Depression. Das klingt nicht gut, das klingt so groß und kämpferisch. Besonders das Wort „Aggression". Das klingt gefährlich und wild.

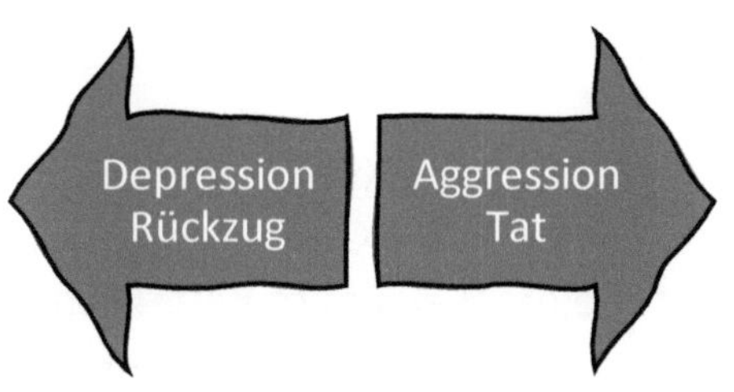

Aggression hat keine Lobby. Weder in der Gesellschaft noch im Miteinander nimmt man gerne das Wort „Aggression" in den Mund, zumindest nicht im positiven Sinn. Alle sollen doch lieb und friedlich miteinander sein, da ist für Aggression keinen Platz. Aggression soll/darf nicht sein.

Nur ist das eine Verwechslung, denn Aggression bedeutet beileibe nicht, dass man anderen Schmerz zufügt, Dinge zerstört oder zerstörerisch ist. Das ist Unsinn. Da wird Aggression mit Missbrauch von Gewalt verwechselt.

Aggression ist eine Kraft, die nach vorne geht und das kann im kleinsten Maßstab sein. Wenn du ein Streichholz anzündest, zum Beispiel. Da setzt du eine Kraft ein, – gemeint ist hier die innere, die Kraft des Willens – und reibst mit dem Zündholz über die Reibefläche. Das ist gegen einen Widerstand und damit wird dein Ziel erreicht. Das kleine Ding fängt Feuer.

Passenderweise wird in diesem Beispiel etwas erschaffen und zerstört, beides gleichzeitig. Feuer wird erschaffen, das Streichholz aber zerstört - zerstört im Sinne von abbrennen. Aggression kann also beides, zerstören und erschaffen. Es sind die Seiten der gleichen Medaille. Auch in der indischen Götterwelt ist Shiva der „Erschaffer" und der „Zerstörer" zugleich. Kein Wunder, da es das Gleiche, nur aus verschiedenen Blickwinkeln ist. Das Streichholz würde argumentieren, dass es zerstört worden ist, das Feuer, dass es erschaffen worden ist.

Aggression ist also die Kraft, die innere Kraft, die erschafft und natürlich auch destruktiv sein kann. Ohne Aggression kommst du nicht weit, nicht einmal aus dem Bett. Nichts ist möglich ohne Aggression, nichts geht ohne sie nach vorne, denn Aggression bedeutet genau das: Energie geht nach vorne.

Und Depression will genau das nicht. Sie will das Gegenteil und Aggression verhindern. Warum das so ist, erkläre ich später, das verschiebe ich auf weiter hinten, denn ich will, dass du ins Handeln kommst, dich hier nicht in Erklärungen verlierst.

Wichtig ist: **Du brauchst Aggression, du musst nach vorne, raus mit der Energie.**
Depression ist das Gegenteil, und dummerweise ist dein System auf dieses Gegenteil gepolt. Du nimmst die Energie zurück in dich, anstatt sie nach außen zu bringen. So wichtig es ist, sich „zurücknehmen" zu können, du Depressiver machst davon zu viel und besonders: Du

machst es an den falschen Stellen. Und das lockern wir jetzt mit einer lustigen Übung auf.

C.1. Aggressionsübung eins: Du gegen den Karton

Dazu brauchst du einen Karton. Größer als ein Schuhkarton wäre gut, Umzugskarton wäre ein wenig zu groß. Du könntest auch einen schmalen Karton hochkant nehmen. Schau einmal, was du zur Verfügung hast; die genaue Größe ist nicht wichtig, du wirst gleich schon verstehen, wofür das gut ist. Ach so, ja, der Karton geht dabei kaputt, also ... er ist hinterher Altpapier.

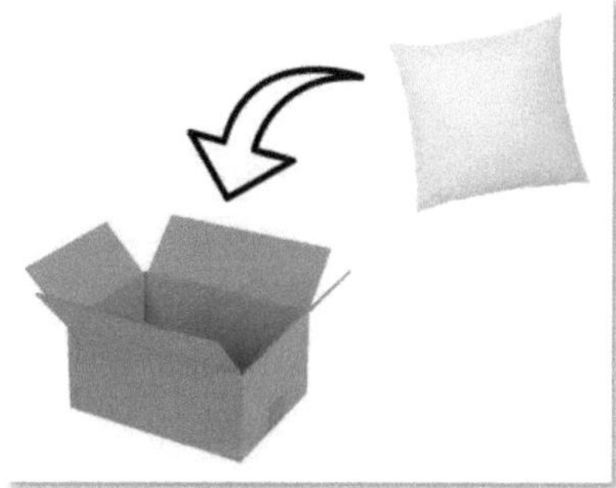

Jetzt nimmst du dir ein Kissen, eine Decke, oder irgendetwas Weiches aus Textil, dass du in diesen Karton stopfen kannst. Klingt verrückt, ich weiß, aber warte ab.

Für diese Übung gehe ich davon aus, du bist zuhause. Das bietet sich einfach an, denn gleich wird es peinlich. Wenn das einer sieht, kommen ihm Bedenken, denn das, was du gleich tun wirst, wirkt ein wenig irre. Aber vertraue mir, es funktioniert. Es hat Gründe, warum ich das genau so komponiere, denn ich habe sehr viel experimentiert und diese Botschaft versteht dein Unterbewusstsein. Es ist seine Sprache!

Jetzt gehe mit deinem lustigen Karton mit Kissen innendrin, - das Kissen beschwert ihn ja ein wenig -, irgendwo in deine Wohnung, wo du ihn dir in den Weg stellen kannst. Zum Beispiel in einem engen Flur, oder in eine Türleibung. Es sollte eine Stelle sein, wo ein Karton nichts zu suchen hat, du aber entlang gehen musst oder willst und genau da stellst du dir deinen Karton jetzt hin, schön in den Weg.

So, jetzt geht es los: Du trittst ein paar Schritte zurück und gehst auf den Karton zu. Und dann kickst du ihn weg, damit du hindurchgehen kannst, an ihm vorbei. Richtig mit Schwung. Das Ding darf ruhig fliegen. – ich gehe davon aus, bei dir steht keine Vase der Ming-Dynastie im Flur.

Und nochmal. Karton hinstellen. Zurück auf die alte Position und vor, du willst hindurch und Kick gegen den Karton. Der rutscht oder fliegt hoffentlich zur Seite und du hast Platz und kannst passieren.

Und nochmal.

Und nochmal.

Ich denke, du hast das Prinzip verstanden. Mache meinetwegen ein Spiel draus und versuche es in anderen Winkeln oder Sets.
Ich weiß, das klingt vollkommen bescheuert und ich würde eine Wette darauf abschließen, von hundert Lesern, die diese Zeilen lesen, werden nur drei oder vier

diese Übung machen. Was aber schade ist, denn sie ist – so bekloppt sie klingt – der Einstieg zur Rettung.

… Weißt du, was das Unterbewusstsein vollkommen kalt lässt? Logische, theoretische Erklärungen. Logische Erklärungen, Theoriegebäude, die du dir in deinem Bewusstsein mühsam zusammendenkst, oder hier in diesem Buch liest, lassen dein Unterbewusstsein vollkommen kalt. Das lacht dich sogar aus und freut sich, dass du so passiv auf deinem Hintern sitzen bleibst du dummer Depressiver.

Logische Erklärungen, lassen dein Unterbewusstsein kalt. Es braucht Gefühle, körperliches Erleben, Symbole.

Für dein Unterbewusstsein ist Theorie Grütze, es hört gar nicht zu. Deshalb hilft es auch nicht siebenhundert Bücher zu lesen, denn das bleibt nur im Kopf! Es muss erfahren werden, denn was das Unterbewusstsein versteht, sind: Konkrete Erfahrung! Körperliche Erfahrung, denn die Schatulle, in der dein Unterbewusstsein steckt, ist dein Körper! Das Unterbewusstsein hat einen sehr guten Draht zu deinen Körperempfindungen, einen so guten, dass er ihn gerne abstellt, wenn es ihm zu viel wird.
Körperliche Erfahrungen, situative Erfahrungen, das kommt bei ihm an, denn das ist seine Welt. Da muss es immer arbeiten und aufnehmen und abschätzen, ob etwas gefährlich ist oder nicht. Es soll für Stabilität und Sicherheit sorgen, also muss es viel mehr in der

körperlichen Welt sein als dein bewusstes, abstraktes Herumgedenke.

Daher nehmen wir einen Karton mit Kissen drin, der erfahrbaren Widerstand bietet – das Ding wirst du fühlen und erfordert ein wenig Kraft. Es ist ein Gegenstand. Es ist in der körperlichen Welt – erfahrbar und real und physisch im Weg. Es ist ein reales Hindernis.

Und vor allem muss die Sache SICHER SEIN. Das Unterbewusstsein muss, sich SICHER FÜHLEN, denn fühlt es sich nicht sicher, lehnt es alles ab. Darauf lässt es sich nicht ein, null, niemals, denn sein Programm ist Stabilität. Ein Karton darf kaputt gehen und deine Knochen werden heile bleiben – das ist sicher, der Verlust hält sich in Grenzen. Du bist in deiner Wohnung – das ist sicher, das ist eine sichere Umgebung. Der Marktplatz wäre für die meisten ungeeignet, denn Kartons-schubsen in der Öffentlichkeit wäre dann doch etwas albern.

Psst, ich verrate jetzt ein Geheimnis: Das Unterbewusstsein liebt Symbole! Die versteht es sehr gut, die versteht es viel besser, als dein Bewusstsein das kann. Wenn zum Beispiel ein Gedicht vorgetragen wird, nehmen wir den Schimmelreiter – den kennt jeder und der strotzt vor Symbolen –, so wird das Unterbewusstsein sofort die Stimmung der Situation verstehen. Es wird das Set fühlen, denn „bei Nacht und Wind und schnell auf dem Schimmel und der Vater und und …"… da ist sehr klar, wie die Lage ist, selbst wenn du noch nie auf einem Schimmel gesessen hast. Dein Unterbewusstsein kann das.

Dein Bewusstsein, der denkende und sprechende Teil hingegen, tut sich viel schwerer mit Symbolen und muss erst einmal die Zeilen auseinanderziehen, bevor es die Details versteht. Deshalb hast du damals im Deutschkurs auch so verkackt. Das Bewusstsein denkt im Abstrakten, in Theorien, was das Unterbewusstsein intuitiv macht.

Das Unterbewusstsein aber liebt Symbole! Und ein Karton bei dir im Weg ist ein Symbol, auch wenn er zwischen Flur und Küche steht. Und dass du ihn wegknickst auch. Es versteht das!

Es versteht: Ein Karton steht im Weg, ich kicke ein Hindernis weg und es ist okay. Es ist sicher! Weckkicken ist eine Option. Ein Hindernis beseitigen, ist in Ordnung! Aggression ist in Ordnung. Nach vorne ist gut und sicher.

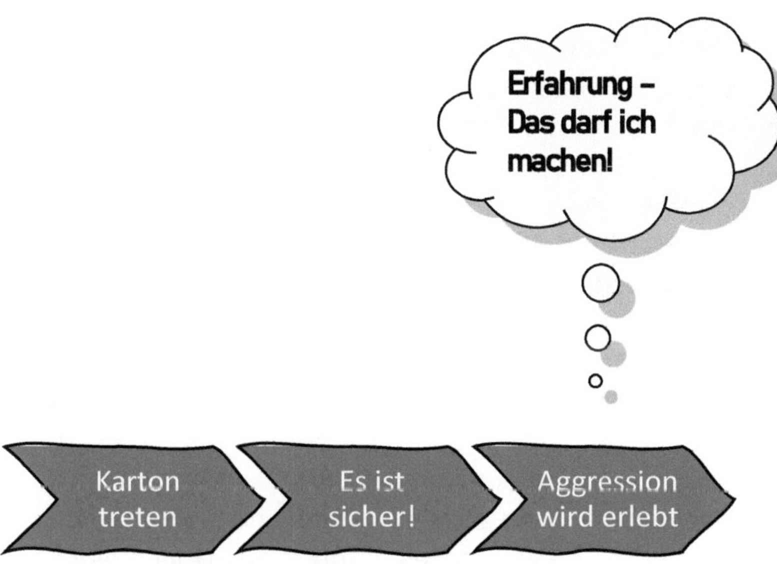

Depressiv wäre es dem Karton auszuweichen, entmutigt davor stehen zu bleiben oder einen anderen Weg zu nehmen und dem „Hindernis" so zu entgehen.

Du aber hast den anderen Weg gewählt, du hast den Karton aus dem Weg gekickt, mutig wie du bist!

Ich höre das Gejammere schon, ich höre es bis hier an die Tastatur: „Boah, das ist doch so klein, so eine kleine Pupsübung, das bringt doch nichts gegen meine Depression!"
Doch bringt es! Es ist ein kleiner Schritt und wenn du es immer weiter wiederholst, bekommt dein Unterbewusstsein immer neu die Botschaft. Aggression ist gut. Wut ist gut. Wut ist sicher, wenn sie in einem bestimmten Rahmen ist.
Du musst irgendwann anfangen damit und dann besser hier, wo nix passieren kann und das Unterbewusstsein – sicher, wie es ist – einverstanden ist.
Und – da gibt es noch einen Vorteil im „Doing" dieser Übung: Die Sache mit dem Karton hat Grenzen. Ich komme gleich noch darauf zu sprechen, wo der Unterschied zwischen Karton und z.B. Boxsack ist, warum der Karton dem Unterbewusstsein viel eingängiger ist. Der Boxsack und darauf herumprügeln wäre ja eine Option dem Unterbewusstsein schadlos zu verklickern, dass es einmal aggressiv sein darf. Das funktioniert aber nicht so gut, ... denn ... das Unterbewusstsein hört leider mit und weiß, dass es nur ein Boxsack ist.
Der Boxsack ist ein anderes Symbol und anders zu nutzen, dazu kommen wir jetzt als Aggressions-Übung Nummer zwei.

C.2. Aggressionsübung zwei: Schlag das Kissen

Jeder der zur Gewalttätigkeit neigt, kennt das: Kaum hat man einen zusammengeschlagen, darf man es nicht genießen. Sofort ist da immer, Polizei, Geschrei, Vorwurf, Verhaftung, Gefängnis und schlechtes Gewissen. Ne, so macht Gewalt keinen Spaß.
Kleiner Scherz, natürlich nicht! Solche Aggression oder Gewalt ist hier nicht gemeint.
Trotzdem ist an diesem flapsigen Scherz etwas dran. Tatsächlich ist das Umfeld so, dass man Aggression nicht genießen darf, auch die kleine Aggression nicht, die kleine Wut nicht. Das ist verpönt. Schon die Stimme zu heben, kommt nicht gut an.

Aggression und das Ausleben davon ist verboten, ja wird als verurteilenswert abqualifiziert. Interessanterweise aber nur in der aktiven Rolle. Passiv ist Aggression und Gewalt genießen erlaubt. Sowohl Filme, Fernsehen wie auch Streaming strotzen vor Gewalt und sie zu betrachten über 90 Minuten oder länger darf genossen werden und die ist oft wahrlich unverhältnismäßig und unsagbar ungerecht dargestellt. Das Gleiche gilt beim Sport, beim Boxen und Kampfsport sowieso. Da ist Aggression plötzlich wieder gut. Da darf sie genossen werden, als sei sie doch irgendwie menschlich.

Nur im Alltag und normalen Leben ist sie verpönt und im Miteinander mit anderen Menschen sowieso. Das ist es der Konsens. Dass Gewalt, so richtig physisch und ungerecht, gegen Andere nicht sein darf, ist klar, aber bereits die Aggression ist verdächtigt und wird domestiziert – was in Wahrheit aber nicht möglich ist. Es ist immer ein Unterdrücken und das geht schief, denn irgendwann drückt es irgendwo irgendwie zurück.

Und so läuft auch die Erziehung ab. Konsequent wird in der Erziehung – besonders der Jungs – Aggression und Wut unterdrückt, kleingeredet und bekämpft.

Kein Wunder, dass der Zugang dazu verlorengeht und das ist ein großes Problem, denn Aggression ist der Antrieb von allem.

Und natürlich kann man Aggression nicht wegdiskutieren. Sie ist da und sucht auf anderem Weg ihre Bahn. Autoaggressiv, passiv aggressiv, latent aggressiv, Mobbing, oder zum Beispiel in Form von Depression. Die Energie wird nach innen geleitet. Das ist okay, heißt es, denn so komme niemand zu Schaden. Nö, stimmt nicht, denn es kommt sehr wohl jemand zu schaden – du!

Wenn man nicht gelernt hat, wie sich „Aggression ausleben" anfühlt, wenn man das nicht kennt, nicht weiß, dass es okay ist, wenn es im abgesteckten Rahmen spielt, findet man keine geeignete Form, wenn es darauf ankommt. Man kann nicht umgehen mit seiner Aggression und weiß nicht, wohin mit ihr und – so komisch das klingt – wie sie funktioniert.

Aggression wird so sehr zurückgehalten, die meisten wissen gar nicht mehr, wie das ist, aggressiv zu sein und können sich im Bedarfsfall auch nicht verteidigen.

Wer einmal in jüngster Zeit auf der Straße einen Konflikt erlebt hat, wird das beobachtet haben. Personen – egal ob Frau oder Mann – des mitteleuropäischen Kulturkreises stehen in Angesicht einer körperlichen Bedrohung hilflos da. Sie können es nicht mehr, sie können sich nicht mehr wehren – oder die zumindest die meisten nicht. Sehr früh greift eine Hemmung, die jede Aggression im Keim ersticken lässt.

Das klingt friedlich, ist es aber nicht. Das ist kein Friede, denn es fehlt der Wille zum Frieden. In Wahrheit ist es Unfähigkeit vor dem Feind. Dieser Friede ist nicht gewählt und wird niemals Frieden bringen, nicht innen.

Und das ist auch im Kleinen auf Ebene der Psyche so. Aggression ist tabuisiert und abtrainiert. Wer für jeden aggressiven Ausbruch im Keim bereits bestraft wurde, nicht wild und ungezähmt sein durfte dann und wann, der kann das nicht, wenn es notwendig ist. Dem fehlt der Zugriff zu diesen Gefühlen. Er fühlt nur, dass etwas fehlt. So ist es geradezu lustig, wenn Personen derart aggressionsgehemmt vor einem Sandsack stehen. Formal können sie natürlich ihre Faust gegen den Sandsack drücken. Da patscht dann ein wenig das laue Händchen, aber überall ist Hemmung. Das wird nichts, keine Energie und keine Spannung, das geht nicht wirklich nach vorne, denn drölftausend Hemmungen hemmen im Hintergrund – außer die Kandidaten sind anderweitig in Aggression trainiert oder aus privaten Gründen auf hundertachtzig.

So merkwürdig das klingt: Der Umgang mit Aggression muss geübt und gelernt werden. Ansonsten geschieht er nicht oder explodiert irgendwann sehr unkontrolliert.

Das ist ein Riesenproblem für Depressive, denn selbst wenn sie Aggression wollen würden, sie können sie nicht, sie sind zu allem Überfluss sozial gehemmt und gehemmt sozialisiert.

Aggression muss geübt werden

Aber Hilfe naht, denn dagegen kann man etwas tun. Das ist gar nicht schwer und läuft auf die sehr bekannte Übung mit dem Sandsack hinaus. Und das üben wir jetzt einmal.

Wenn du ein Depressiver bist, dann musst du Aggression können. Du musst die Energie in die Extremitäten übertragen können. Ich weiß, das klingt lächerlich, aber ich sage ... und da bin ich nicht alleine ... die wenigsten sind heute noch in der Lage, ihren Aggressionen angemessen Ausdruck zu verleihen. Sie halten Kleckerkram bereits für unangemessen, brav wie sie alle sein sollen/wollen/nur-können. Das gilt besonders für die Männer, aber auch für die Frauen.

Wenn du einen Sandsack hast, super, wenn nicht, muss ein Kissen herhalten für diese Übung. Aber Vorsicht ... wie soll ich das jetzt wertungsfrei erklären ... das Kissen könnte Schaden nehmen, okay? Dem ein oder anderen gefällt die Übung so gut, dass sie an Intensität so sehr zunimmt, dass nach fünf Minuten Füllung fliegt und sich in sehr kleinen Fetzen im Raum verteilt.

Ja, du liest richtig, du sollst auf einen Sandsack oder Kissen schlagen. Mit solch einem Kleinkram komme ich in diesem Buch daher.

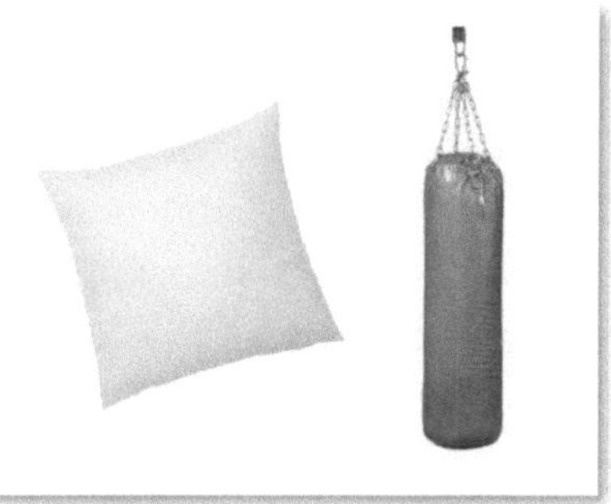

Jetzt aber nicht wie ein wilder Berserker, darum geht es nicht. Also kannst du gerne machen, wenn du willst, aber das ist nicht der Plan.

Der Sinn ist ein anderer. Du schlägst zu und hältst inne. Du lauschst, was passiert, wie das ist.

Auch richtig schlagen will gelernt sein. Hier geht es jetzt nicht um perfekte Technik, aber wenigstens ein bisschen: Kissen oder Sandsack gerade frontal vor dir. Du bildest eine Faust und schlägst geradeaus über deine Mitte, die Zentrallinie deines Körpers, indem du den Arm ausstreckst.

Ich weiß, klingt lächerlich, aber ihr ahnt nicht, was da alles daneben gehen kann. Nicht alle sind so richtig geschickt in diesen Dingen.

Und dann hältst du die Faust einen Moment an Sandsack und Kissen und fühlst dich ein, wie das war, was hat das gemacht? Wie fühlt sich das an?

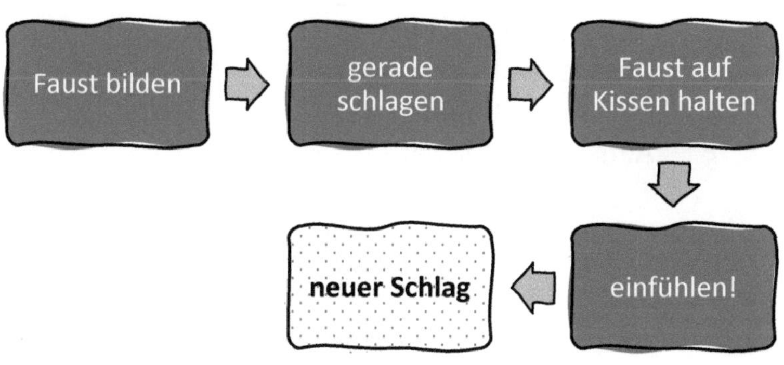

Ich biete euch einmal eine Auswahl an Gefühlen an. Also bitte nicht erwarten, jetzt käme der Heilige Geist über euch, nur weil ihr auf Polyester klopft mit eurem Fäustchen. Es werden kleine Gefühle sein, mikroskopisch klein, Spuren, aber um diese Spuren geht es hier. Es ist sozusagen Spurensuche am Sandsack, respektive Kissen.

o   Wut
o   Trauer
o   Angst
o   Seufzer
o   „Will nicht"
o   „Das ist doof",
o   „Das macht Spaß"
o   „Mir doch egal"
o   „Mach ich das richtig?"
o   „Das ist schön"
o   Befreiung
o   Nix
o   Gar nix
o   „Weiß nicht" – aber der Kiefer ist gepresst
o   Eine konkrete Erinnerung
o   Der Wunsch, der Sack sei eine bekannte Person
o   „Das wollte ich schon immer mal!"
o   „Das Buch ist doof"
o   „Autsch, das tut weh"

Und so weiter. Sehr viel kommt in Frage.

Du spürst nichts? Ach, verdammt, ich habe eine Kleinigkeit vergessen: Du musst ausatmen, ach eiderdaus, ich Tölpel, das ist die wichtigste Regel.

Ausatmen während jedes Schlages! Das ist wichtig! Hältst du die Luft an, während des Schlages, hemmst du dich. Die Energie stockt und nichts kommt in Fluss.
Es fühlt sich ein wenig befremdlich an zu Anfang, anstrengender irgendwie und als habe man nicht so viel Kraft. – Das stimmt nicht! Das täuscht!
Genau das ist der Fehler bei ungeübter Aggression. Der „Fluss der Energie" ist nicht geübt und wird „gekniffen erzwungen". Genau das:

Also: Schlagen und Ausatmen – gleichzeitig!

Während du schlägst, atmest du aus. Je nachdem wie fest du zuschlägst, gibt es dann so ein zischendes Geräusch aus deinem Mund. Das darf, das gehört dazu. Ausatmen während des Schlages! Immer!
Das macht einen riesen-Unterschied. Ohne Atem wird der Schlag nämlich nicht gut, da die Luft anhalten – ihr ahnt es schon – die erste Hemmung ist.
Es geht hier nicht um maximale Performance und ausagieren von Aggression – also, wie gesagt, fühlt euch frei, wäre gut, nein, denn hier geht es um die Technik, um den Weg und das Gefühl. Genauer: Um den Weg, den das Gefühl nimmt.

Fühlt, wie eure Energie in den Schlag gebracht wird und beim Kissen/Sandsack ankommt. Lasst euch ruhig Zeit. Begreift es als Meditation.
Gar nicht dumm: Macht die Schläge in Zeitlupe.

Bumm – innehalten - fühlen
Bumm – innehalten - fühlen
Bumm - innehalten - fühlen

So, jetzt seid ihr nicht depressiv. Also nicht in diesem Moment, das ist nämlich nicht möglich. Nicht wenn da keine Hemmung ist und die Energie fließt. Sie fließt nach außen und das ist das Gegenteil von Depression. Auch mal nett.

Lerne das. Es ist harmlos, es kostet nichts und der Ertrag ist gewaltig. Lerne, wie die Aggression fließt, komme auf den Geschmack und VOR ALLEM – zeige deinem Unterbewusstsein, dass es okay ist, in diese Richtung zu fließen.

Natürlich klingt diese Übung für jemanden, der sich damit auskennt stümperhaft. Aber bitte ... viele der Leser werden, so komisch das klingt, noch nie in ihrem Leben zugeschlagen haben, OHNE ES BEREUT ZU HABEN! Und darum geht es.

Der Bewegungsfluss, die Richtung der Aggression soll gelernt werden.
Das ist eine sehr wichtige Übung für den Depressiven. Nochmal: DAS IST EINE SEHR WICHTIGE ÜBUNG FÜR DEN DEPRESSIVEN, denn ... nur wenn er beides kann nach

vorne und zurück mit seiner Energie, dann hat er überhaupt eine Wahl.
Es bringt nichts, dem Depressiven in die Birne zu bimsen, „sei aggressiv" oder „gehe nach vorne", wenn er es gar nicht kann.

Nur wer die Wahl hat, kann entscheiden.
Kannst du keine Aggression, entscheidest du dich immer für
nach hinten – für Depression!

Dafür ist diese Übung da.

„Und tue es wirklich!"   Und wiederhole sie!

Dass es eine sehr gute Idee für einen Depressiven wäre, sich im Kampfsport anzumelden – besonders der schlagenden Fraktion – muss ich nicht weiter erwähnen, hoffe ich. Das wäre sehr nützlich, denn da lernt er nach vorne zu gehen und Aggression zu dosieren.
Die Dosierung ist nämlich ein Problem! Viel der Angst um Aggression entsteht, da man Angst hat, nicht richtig zu dosieren, zu viel in Aggression oder zu wild zu sein. Da werden dann sehr alte Stimmen laut, zum Beispiel aus der Kindheit, sei nicht so wild. Du sollst dich nicht so laut, so ungestüm zu verhalten. Das sind Sätze, die gerne Nebensätze von Glaubenssätzen bilden. Beim Kampfsport oder Kontaktsport allgemein, wird das „weggeschult". Da lernt man, wo die Grenzen sind und vor

allem, dass man seiner eigenen Energie Grenzen setzen kann.

Nicht umsonst wird beobachtet, dass Kampfsportler im Allgemeinen im echten Konflikt viel defensiver als Ungeschulte sind. Sie wissen, was sie können und HABEN KEINE ANGST vor der Konfrontation mit DER EIGENEN AGGRESSION.

Depression hat Angst vor der eigenen Aggression, denn die durfte damals nicht sein. Der Depressive kennt das nicht und ist ungeübt. Warum er nicht dufte, ist längst Vergangenheit, aber noch heute ist die Angst davor.

Hinweis: Das Problem an Gefühlen wie Angst und Wut ist: Sehr oft sind sie sehr, sehr, sehr verdeckt. Da wird geleugnet, bis die Balken biegen und das ist keine böse Absicht, das ist Methode des Unterbewusstseins. Sie deckt das zu.

ABER! – der Körper verrät euch.

Ich habe neulich vor auch so einem Kandidaten gesessen. „Nö, ich habe keine Angst. Null eigentlich, ganz allgemein nicht", sprach er (vielleicht war es auch eine Sie), saß da mit überkreuzten Armen über dem Bauch, hielt seinen eigenen Oberkörper fest und tröstend, leicht gekrümmt und hielt die Beine unter dem Biertisch zurückgezogen, damit niemand auf die Füße tritt. – Der Körper schrie vor Angst! Nur das Gesicht lächelte breit und entspannt.

Wenn konsequent geleugnet wird, ja, wenn du selbst felsenfest überzeugt bist: Das ist bei dir nicht! Dann achte auf deinen Körper. Meistens verrät er dir bei konsequenter Leugnung: Doch bist du, hast du, volle Pulle!

> Vertraue nicht deinem Bewusstsein in der Sache unbewusster Kräfte! Achte auf deinen Körper, denn der Körper ist der Komplize des Unterbewussten, nicht der Verstand, Mimik und Wort. Das ist zu gerne Theater.

So, ich hatte versprochen, zu erklären, warum eine Übung mit Karton und eine andere mit Boxsack ist:
Warum ein Karton in der ersten Übung? Dazu möchte ich erzählen, wie ich auf die Idee für diese Übung gekommen bin, denn ich habe sie schon vielen Depressiven empfohlen und die lachen zwar alle, aber berichten auch, dass es funktioniert. Es kann sehr heilend sein in ein Kissen zu schlagen. Für einen Depressiven bringt es viel mehr als Denken, denn längst denkt er genug.

In meiner depressiven Tinte, in der ich ja bereits mit einigen Unterbrechungen lebenslang stecke, ist häufig der niedergeschlagene Zustand. Alles ist trist und grau und drückt, gleichzeitig ist da eine Eile und man will funktionieren und etwas erledigen, aber es gelingt nicht so recht und im Ergebnis laufe ich sinnlos in der Wohnung herum.
Das ist ein Energiestau. Der Depressive hat sehr viel Energie, viel mehr als er und alle glauben. Der Depressive hat kein Energieproblem! Da ist NICHT ZU WENIG! Das wird immer wieder behauptet, da er so passiv und motivationslos ist und müde-träge scheint. Das sieht auch wahrlich so aus, aber es ist ein RICHTUNGSPROBLEM.
Die Energie findet die Richtung nicht. Sie muss nach außen, das ist aber nicht möglich.

Und manchmal und ganz unvermittelt, gefangen in dem inneren Stress, bricht die Energie hervor. Viele Depressive berichten das. Sozusagen schwappt der Eimer über. Ganz kurz blitzt es auf und spontan und schnell kommt es kurz zu einer aggressiven Handlung. So faucht man einen Unglücklichen an, der das Pech hat im Weg zu stehen, oder irgendetwas fliegt durch den Raum. Aber sofort ist es wieder vorbei. Der aggressive Anflug hält nur wenige Sekunden, wenn überhaupt.

Oft ist es nur eine einzige Handlung und sofort ist da wieder Hemmung. Das haben übrigens nicht alle Depressive, bei einigen ist das nicht, da sie zu sehr in der Hemmung sind.

Das, dieser kurze Ausbruch, ist ein wichtiger Moment! Da war für Sekunden oder Sekundenbruchteile die Richtung der Energie umgekehrt. Natürlich war es drüber und zu viel. Es war unkontrolliert. Aber die Richtung hat gestimmt!
Mir ist aufgefallen, dass das besonders häufig passiert, steht oder liegt etwas im Weg. Oder eine Jacke hängt über der Jacke, die man sucht. Oder Unterlagen liegen versteckt und begraben unter anderen. Das ist zum „aus der Haut fahren" dann und genau das passiert: Eine kurze Explosion, ein Explosiönchen. Das Thema ist gerne „Hindernis" und dieses Hindernis muss weg. Das scheint eine Schwachstelle der Depression zu sein.

Depression bedeutet Passivität, nichts tun, nicht handeln, nach innen und zurück wird die Energie geführt. Ist aber etwas im Weg, so muss Energie aktiviert werden und die wird dann zu viel und da ist eine kleine Explosion! Es ist eine „Mini-Eruption" von Lebensenergie. Natürlich sind solche Ausbrüche nicht gut und drüber und gerne destruktiv und der Depressive bereut und zieht sich wieder nach innen zurück.

Aber der Depressive bräuchte in Wahrheit viel mehr davon. Mehr von Handlungen dieser Richtung, raus mit der Energie!

Und mit der Kartonübung wird das simuliert. Etwas steht im Weg. Das Unterbewusstsein versteht, es ist okay, mit Aggression gegen das Hindernis vorzugehen und zu kicken!

Klingt wie Kleinkram, ist aber groß, denn ... Depression bekämpft man im Kleinen.

Hier mit dieser Übung wirst du im „Schwachsein" gestärkt. „Aggression ist okay, wenn etwas im Weg ist", lass laufen. Und es ist konkret und ein Karton, an dem man sich schon wehtun könnte. Und der Karton steht auch nicht in einer Gummizelle, wo nichts zu Bruch gehen kann, sondern bei dir zuhause, also ein wenig „Hemmung im Enthemmten" ist gefordert, da ihre euch ansonsten den Fuß brecht oder dann doch die Vase aus der Ming-Dynastie zertrümmert, respektive etwas anders. Da ist also „Kontrolle im Unkontrolliertsein" und das ist wichtig, denn ... da sind wir wieder: Es ist sicher. Es ist sicher für das Unterbewusstsein, also kann es das zulassen.

Die Übung mit Karton simuliert also eine typische Depressionssituation in gewohnter Umgebung. Das ist ein wahres Fest für jeden Verhaltenstherapeuten.

Mit dem Boxsack gelingt dies nicht so gut, denn dein Unterbewusstsein weiß, dass es ein Boxsack ist. Das ist nicht wirklichkeitsnah, zu sehr gestellt. Dafür ist der Boxsack oder das Kissen aber ideal, die Situation „ich schlage – Energie nach vorne", voll zu empfinden und zu genießen.

Außerdem – schöner Nebeneffekt – haben sich während dieser Übung deine Gedanken nicht depressiv im Kreis gedreht, das geht nämlich nicht, du warst viel zu beschäftigt und zu aggressiv.

Zu Aggression gehört aber noch etwas und das wird so gut wie nie erwähnt. Nur „nach vorne mit der Energie", reicht nicht aus. Es fehlt eine Komponente und die erkläre ich in Übung C drei:

C.3. Aggressionsübung drei: Halten

Zu Aggression, also Aggression auszuleben, gehört mehr als nur „Rauslassen". Es sind drei Dinge:
Erstens die Energie nach vorne in den Körper bringen, einleiten und fühlen können. – Haben wir in den ersten beiden Übungen gemacht.
Zweitens die Dosierung. Das meint die Kontrolle. Es darf nicht zu viel und nicht zu wenig sein, was am Anfang untrainiert gar nicht so einfach ist. Wundere dich nicht, dass du zunächst zu zaghaft, oder zu kräftig zuschlägst/zutrittst – das ist normal. Das muss man üben.

Es ist zu erwarten, dass du das nicht kannst. Genau um das zu fühlen, zu üben, zu lernen, ist diese Übung ja da. Aber **drittens** muss die Aggression auch gehalten werden, sonst bringt das nichts.

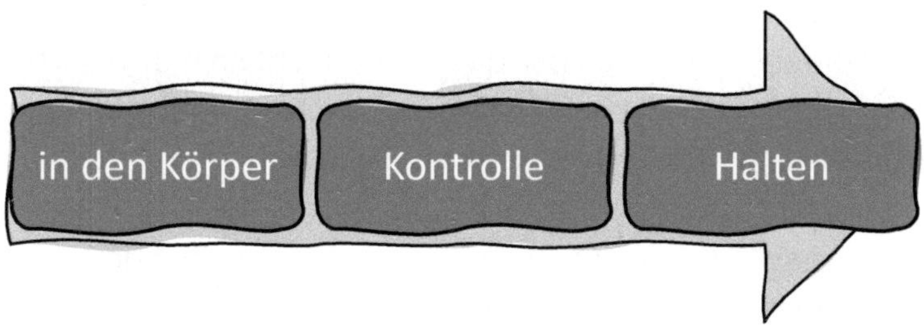

Was ist mit „gehalten"/"Halten" gemeint?

Gehen wir zurück zu meinem Beispiel mit dem Kartontritt während oder in Depression: Ihr erinnert euch: Mir ist etwas im Weg und ungeduldig und unter innerer Spannung wird es mir zu viel, die Emotion schwappt über und ich trete dagegen – ist nur ein Beispiel.
Es ist ein Aufflackern der Emotion, genauer: ein kurzer Richtungswechsel der Energie. Für einen kurzen Moment bin **nicht ich** Ziel meiner Energie, **sondern das Außen**, aber dann höre ich auf! Etwas innerlich in mir zieht blitzschnell die Aggression wieder zurück. Die Energie wird wieder herausgenommen. Sozusagen erschrecke ich mich vor meinem eigenen „Ausbruch" und bin danach meistens in einer schuldbewussten Reue. Selbst wenn niemand mir zugeschaut hat oder nichts zu Bruch gekommen ist, bereue ich und finde meinen Ausbruch nicht gut. Da kommen ganz alte Imperative ins Spiel, ganz alte „Du sollst nicht ...", halten mich wieder zurück. Es sind die gleichen „Stimmen" (Ebenen/Anteile), die die

Depression erzeugen. Sie sind gleichalt, denn sie sind aus der gleichen Zeit.

Das wird jeder kennen. Jeder ist irgendwann einmal explodiert und hat es sofort wieder bereut. Zwar war da noch „Dampf im Kessel", man war noch gar nicht fertig mit seiner Explosion, aber das durfte nicht sein und sofort zog man sich zurück. Man bekannte gegebenenfalls offiziell seine Reue und entschuldigte sich.

Das mag zwar in vielen Situationen richtig und angemessen sein, aber nicht immer. Und es ist sehr wichtig, diesen Prozess zu verstehen. Ich bitte dich, einmal ein paar Sekunden zu verharren – egal ob depressiv oder nicht – und sich an eine solche Situation zu erinnern. Und jetzt bitte erzählt mir nicht, du seiest noch nie unqualifiziert „explodiert", das gibt es nicht.

Fühl dich einmal ein, was passiert da?

Und jetzt stelle ich eine Frage: Was passiert eigentlich mit dieser Energie? Wo geht die hin? Da geht so viel nach vorne in diesem Moment, alles will ausleben, aber es wird zurückgenommen, sozusagen geschluckt. Wo bleibt diese Energie? Was macht die?

Fühl dich einmal ein, schließe die Augen und fühle, versuche, dich zu erinnern. Wie war das, als du wütend wurdest und bereut hast? Keine Angst, der Text hier läuft nicht weg. Wenn du die Augen öffnest, ist er noch da. Also Augen zu, was passiert mit dieser Energie, wenn du dich zurückhältst? Was löst das aus? Bitte, – ganz wichtig – was für ein Gefühl löst das aus?

Ich Wette einen Kasten Bier: Es ist Trauer. Trauer und/oder Verzweiflung. Da ist eine Spur Trauer bei all dem Schreck über deinen kleinen Ausbruch. Aggression wird in Trauer gewandelt. Und genau diese Trauer, diese Verzweiflung ist die Trauer und Verzweiflung der Depression. Es ist genau die gleiche, nur in klein. Du hast den depressiven Mechanismus im Kleinformat erlebt.

Aggression wird in Trauer gewandelt. Das ist die Trauer der Depression!

Jetzt weißt du, wieso ich diesem Thema und den Übungen zur Depression so viele Zeilen widme. Es ist einfach verdammt elend wichtig zum Verständnis deiner Depression. Daher kommt das! Die Psyche destilliert die Aggression/Energie um hin zur Trauer, denn Trauer ist handlicher im Umgang mit Anderen!
Verstanden? – Jetzt könnt ihr vielleicht ahnen, wie wichtig ein GUTER Umgang mit Aggression gerade für den Depressiven ist. Besonders für den, das heißt in diesem Fall für dich.

Kannst du deine Aggression ein wenig, nur ein wenig steuern, machst du einen gewaltigen Schritt nach vorne.
Der falsche Umgang mit Aggression ist ungeheuer destruktiv, siehe Weltgeschichte.
Aber auch auf psychischer Ebene. Die Aggression braucht einen QUALIFIZIEREN, das heißt geeigneten Weg nach draußen. In einfachen Worten: Du musst Aggression können! Ohne das wird das nichts.

Du musst mit deiner Energie umgehen können, und zwar auch, wenn sie nach außen fließen soll. Kannst du das nicht, hinterlässt du entweder ein Trümmerfeld, oder dein Unterbewusstsein lässt nie die depressiven Strukturen los, WEIL ES NICHT SICHER IST!

Niemals, wirklich NIEMALS, wird das Unterbewusstsein von einem Prozess ablassen – und Depression ist ein Prozess, ein Modus -, wenn es nicht weiß: die Alternative zur Depression ist sicher! Es muss wissen: ICH KANN DAS NACH DRAUßEN, ICH BEHERRSCHE DAS!

Das Unterbewusstsein muss Aggression können, sonst traut es sich nicht!

Unqualifizierte Aggressionsausbrüche schieben den Depressiven in noch tiefe Aggression. Ich möchte dafür einmal ein Beispiel geben, da das so wichtig ist. Ich nehme ein privates Beispiel, eines von mir, bei mir passiert.

Wir haben in meiner Familie eine Tradition. Am Ostersamstag sitzen wir alle jedes Jahr zusammen und bemalen ausgeblasene Ostereier. Alle liebevoll und jeder jedes Mal nur ein oder zwei Exemplare mit Wasserfarbe oder Guasch pro „Künstler". Da kommen kleine Kunstwerke heraus. Ein Ei sieht aus wie eine Raumfähre – ihr ahnt es, es ist von meinem Sohn – eines wie eine Blumenwiese – ja, meine Tochter, andere sind wunderschön bunt oder mit Landschaft bemalt. Das sind für uns kostbare Stücke und an Ostern werden die gesammelten Werke all dieser Jahre an einen Osterstrauß gehangen und im Esszimmer ausgestellt.

Eines Tages, weit nach Ostern, war ich in sehr trister, depressiver Stimmung. Tristesse und Druck in mir, wohin ich schaute. Wie ein Gespenst lief ich durch Wohnung seit Wochen. Kurzum: Jede Menge Energie war gestaut.

Dann war mir etwas im Weg, eine Kleinigkeit funktionierte nicht und es war so weit: Eine kleine Explosion. Ich schlug eine Türe, so laut und fest, dass die Scheiben zitterten. Das ging natürlich nicht, das durfte ich nicht, das war nicht okay und sofort zog sich meine Energie wieder zurück. Zwar noch verärgert, aber im Rückzug entschuldigte ich mich sinngemäß bei der Türe, zumindest war es kein gutes Gefühl, so auszubrechen und ich hatte ein schlechtes Gewissen.

Und eine Minute später wieder: Noch mit Wut beladen, war mir wieder etwas im Weg. Ich war im Flur an einer Kommode hängen geblieben mit der Hose und wieder explodierte ich, Wut gab ich frei und schlug auf irgendetwas, irgendein Ziel, dass da auf der Kommode stand. Und das war der Eierkarton mit zwei Dutzend selbstbemalten Eiern.

In meinem zweiten „Ausbruch" habe ich also einen gehörigen Teil unserer wunderschönen Dekorationseier zerstört, unserer Ostertradition in Splitter geschlagen im Sekundenbruchteil. Ich habe den Karton sogar noch gesehen, ich wusste es, aber da war eine Viertelsekunde Kontrollverlust. Ich konnte meine Aggression nicht steuern.

Die Gefühle, die sich danach einstellen sind klar und gut begründet. Da fühlte ich mich sehr schuldig, sehr schlecht, sehr mies und traurig und noch heute muss ich mich jedes Jahr neu entschuldigen und böse Blicke meiner Familie ertragen.

Was für ein Schaden und das ist jetzt wahrlich etwas, was einen vor sich selbst und anderen als Versager dastehen lässt.

Jetzt bitte nicht denken, ich tobe regelmäßig so durch die Wohnung. Das ist auch nicht „normal" im Sinne von regelhaft für einen Depressiven. Es ist ein Extrem, aber es zeigt sehr schön, was passiert.

Da war diese energetische Stauung und endlich schwappte es über – ich schlug die Türe. Sofort zog sich die Energie wieder schuldhaft zurück, aber die Energie war weder weg noch verschwunden. Der zweite Ausbruch gegen die bemalten Eier war dann sehr, sehr, sehr destruktiv und das sogar in doppeltem Sinn. Erstens sind die Eier hinüber und zweitens wird mein Selbstwert, mein Selbstgefühl demoliert, verringert und die Depression gefüttert. Das schlägt einen wahrlich nieder.

Das soll nur ein Beispiel sein. Drei Dinge konnte ich nicht. Ich konnte zwar **erstens** die Energie nach außen leiten und in meinen Körper bringen – d.h. ausführen, aber unqualifiziert und falsch dosiert. Das ist das **Zweitens**.

Eine Türe zu schlagen ist man wütend, ist noch keine unangemessene Dosis, aber von mir wurde das so empfunden. Ich konnte die Aggression nicht einstufen, ob sie richtig oder falsch sei. Sie wurde von mir als falsch empfunden, obwohl sie hochnotwendig war. Das mit der Türe war okay. Ich brauchte ein Ventil, auch wenn das einigen als „unfriedlich"/nicht friedvoll vorkommen mag.

Aber - und das war das **Drittens** – das größte Problem war, ich konnte die Aggression nicht halten. Ich hätte eine Chance gehabt. Wäre ich bei dem Türenschlagen in meiner Aggression geblieben, hätte mir wiederholt das gleiche oder ein harmloses Ziel gesucht und die Aggression im sicheren Rahmen ausgelebt, wäre das mit den Ostereiern nicht passiert. Ich hätte sie nicht zertrümmert und vor allem, hätte ich mich danach nicht so hilflos, sinnlos-destruktiv, klein, traurig und idiotisch gefühlt. Ich hätte mir sehr viel „Munition" für weitere Depression erspart und auch den logischen Gedanken: „Du darfst nicht wütend werden". Das „wütend" war nicht der Fehler, nur das unqualifiziert und das Wie!
Ich hatte die Chance vorwärts zu gehen, in die Aggression in ein Ausleben, habe sie aber nicht nutzen können, da ich das Gefühl „ich gehe nach außen" nicht festhalten, nicht durchhalten konnte.

Um Aggression in vernünftige Zonen zu leiten erfordert also drei Fähigkeiten:

1. Du musst sie **in den Körper bringen** können, das bedeutet umsetzen und kennen;

2. Du musst **sie dosieren können**, dafür musst du sie kennen und ein wenig geübt sein;

3. Du musst sie **halten können**, ein wenig durchhalten können, bis sie wirklich abgeklungen ist.

Eine kurze Explosion und dann wird die „Restenergie" zurückgenommen, bringt nichts, verschlimmert nur die Situation.

Übrigens gibt es noch ein **Viertens**, dass du können musst, nämlich die Aggression zurückhalten, wenn sie unangemessen ist. Das aber brauchst du nicht zu üben, denn das tust du als Depressiver den ganzen Tag. Darin bist du Weltmeister, da macht dir niemand etwas vor.

Üben wir das Halten der Aggression, und das ist viel einfacher, als man denkt.
Mit Halten ist ja gemeint, „in Aggression bleiben". Aggression klingt so wild und ungezügelt, besonders nach meinem vorangestellten Beispiel, aber gemeint ist das „nach vorne", das nach außen bringen von emotionalen Impulsen, der Antrieb.
Wie kann man üben, da drin zu bleiben?

Ausdauersport. Ausdauersport ist nichts anderes als das. Alle Tätigkeiten, die den dauerhaften und dosierten Einsatz von Energie erfordern, sind eine Schulung für diesen „Muskel".
Einige Therapeuten sprechen in diesem Zusammenhang auch von „Die Spannung halten". Damit ist das Gleiche gemeint. Das Gegenteil von „Die Spannung halten" ist etwas anzufangen und sofort danach wie ein nasser Sack zusammenzufallen.

Im Ausdauersport lernt man, Energie und Spannung über längeren Zeitpunkt zu halten!

Ausdauersport ist perfekt. Es ist die perfekte Übung, um dauerhaft ein bestimmtes Niveau an Aggression – und Willenskraft – aufrecht zu erhalten. Auch für die Psyche. Für Körper und Psyche. Es ist perfekt.

Damit ist nicht gemeint, du sollst ab jetzt Marathon laufen, nein, aber suche dir etwas, wo du über einen längeren Zeitraum die Spannung halten musst, wo du Energie platzieren musst.

Ich weiß, Sport ist lästig. Aber ich gehe in einem weiteren Kapitel noch darauf ein, wie wichtig Bewegung für Depressive ist.

Wenn dir das aus depressiver Perspektive unmöglich erscheint nach dem Motto: Nullo, keine Chance, das Projekt ist viel zu groß, dann verweise ich auf den dritten Trick des ersten Buches „immer nach vorne". Zerlege es in kleine Splitter. Fange winzig an. Allerwinzigst, wenn nötig. Und wenn du nur im schnellen Schritt zum Briefkasten gehst, egal. Mach dir bewusst, du musst den Haltemuskel für Aggression trainieren. Unbedingt. Ansonsten zerschlägst du hinterher noch schön bemalte Ostereier.

Aber ich habe noch zwei weitere fabelhafte Übungen auf dem Tisch liegen für den Fall, dass Ausdauersport nichts für dich ist.

Jetzt wird es sehr merkwürdig, denn diese Übungen trenne ich nach Geschlecht. Ich werde später noch darauf eingehen, dass Depression sich je nach Geschlechtlichkeit anders zeigt.

Gemeint ist Geschlechtlichkeit, nicht Frau oder Mann! In jedem ist Weibliches und Männliches und diese Anteile gehen verschieden mit Depression um und reagieren auch anders. Ich weiß, das klingt ein wenig krude an dieser Stelle, lassen wir es einfach einmal zunächst so stehen, ich erkläre es später, okay?

Wichtig ist mir jetzt: Ich meine damit nicht Frau oder Mann. Selbstverständlich kann egal ob Frau oder Mann jeder diese Übungen machen, es spricht nur verschiedene Aspekte der Geschlechtlichkeit an.

Für das Männliche: Der Doppelendball. Ein Doppelendball ist ein Ball aus Leder oder Kunststoff, der im Boxtraining verwendet wird. Er wird mit einem Gummiband an der Decke befestigt und mit einem weiteren am Boden. So ist er eingespannt und sollte auf Kopfhöhe in der Luft stehen.

Auf diese Bälle kann man wunderbar auch ohne Handschuhe einschlagen, denn diese Bälle tun den Knochen nicht weh, solange man sie nicht zu fest aufpumpt. Und diese Bälle sind perfekt! Es gibt nichts Besseres, um Aggression zu trainieren, denn hier gelingt alles gleichzeitig:

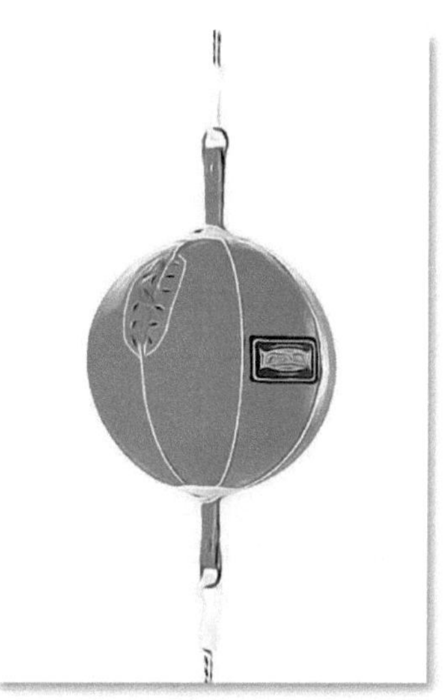

Du kannst die Aggression in den Körper umsetzen, du kannst die Dosis schulen, du kannst die Richtung schulen, denn das Drecksding bewegt sich wie irre die ganze Zeit, ja, es kann sogar sein, dass du dem gemeinen Teil ausweichen musst, hast du zu fest zugeschlagen. Du bekommst über diesen Pseudogegner sofort und umgehend gemeldet, wie du zugeschlagen hast, ob es richtig war, zu wenig oder zu viel. Und da das Ding so provozierend hin- und herpendelt vor deiner Nase, ist es geradezu verlockend immer wieder zuzuschlagen. So wird also auch das „Halten der Aggression" geübt.

Ein Doppelendball ist perfekt! Nichts ist besser. Fünf Minuten am Tag – nur mal so als Beispiel – wirken Wunder. Wirklich Wunder! Du bist nicht nur fünf Minuten lang nicht depressiv, du hast deinen aggressiven „Muskel" der Psyche geschult. Ich schwöre, nichts wird dich weiter bringen als das, es gibt – für den männlichen Anteil – nichts Besseres, zumindest ist es mir nicht bekannt. Totale Stimulation und Halte- und Richtungsübung für Aggression in einem Tool, in einer Übung.

Die Dinger brauchen übrigens kaum Platz, können einfach auf- und abgehangen werden und kosten wenig Geld.

Ich sage nur: „**Und tue es wirklich!**"

Du tust dir einen großen Gefallen. Die Wirkung ist enorm!

Für die Weiblichkeit: Yoga. Yoga ist Haltung in Bewegung. Bestimmte Bewegungen und Stellung werden gehalten und das ist fordernd und erfordert Kraft, Aufwand und Energie. Du musst Energie einsetzen, in den Körper bringen, und zwar konzentriert und destiniert – bedeutet gerichtet und ausgerichtet und richtig dosiert.

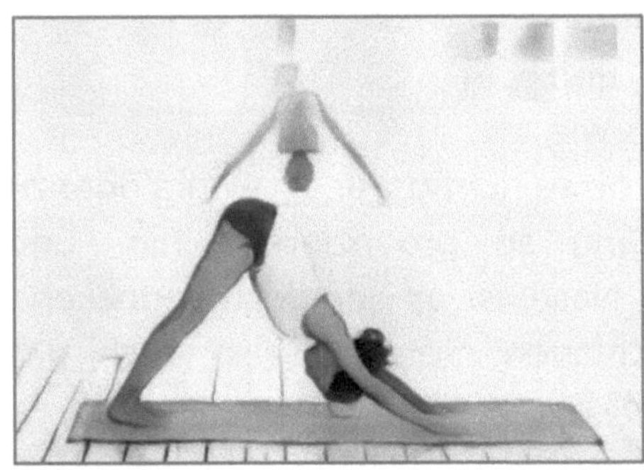

Da du diese Bewegungen halten musst und Yoga eine gewisse Zeit der Aktivität umfasst und vorhält, schulst du deine Ausdauer, dein Halten der Aggression.

Natürlich ist das sanfter, als gegen einen Doppelendball zu prügeln, aber deswegen ist es nicht weniger oder geringer, im Gegenteil. Das Weibliche, der weibliche Anteil – so viel vorweg – erfordert einen anderen Umgang mit Energie.

Während „männlich Energie platzieren" bedeutet „auszuteilen", aktiv „herauszugeben" – hier zu schlagen, ist „weiblich Energie platzieren" in der Annahme. Auch hier wird Energie platziert, im Außen, im Geben in die Umwelt, in die Bewegung, aber es wird auf Rezeption auf Annehmen ausgerichtet.

Ich weiß, das klingt ein wenig schräg, aber jeder der Yoga praktiziert, wird wissen, was ich damit meine.

Auch das ist eine Form der Aggression, das sieht nur nicht so aus, da wir mit Aggression eher schlagen und treten assoziieren, als sich in bestimmte Haltungen zu bringen. Besonders bei den Herren wird das Stirnrunzeln erzeugen, denn das nehmen Männer traditionell nicht ernst.

Spannung, Stand und Widerstand ist eine Form der Aggression – Aggression im Halten!

Lasst es mich so erklären: Im Kung Fu – einer Königsdisziplin der Kampfkunst – ist der Schlüssel zum Erfolg und höchster Schlagkraft nicht das Üben der Schläge, Griffe oder Tritte, sondern der STAND! Wie man steht, wie fest man verwurzelt ist – kurzum Spannung aufbauen kann mit dem Boden – ist der Schlüssel. Ein Kung Fu Kämpfer entlässt seine Energie in den Stand! Ohne ihn ist er nichts. Ein Kung Fu Kämpfer mit unsicherem Stand ist sofort K.O. Ein Boxer übrigens auch, nur dass er bewegt steht.

Yoga ist nichts anderes, nur in weich und geschmeidig und mit etwas mehr Dehnung. Im Yoga wird Energie in das Außen gegeben und, dass Yoga das „Halten", das „Durchhalten" von Bewegung/Energie bedeutet, wird jedem nach der ersten Übung klar sein.

Ballett – klassisches Ballett übrigens auch.

Doppelendball und Yoga – sehr gegensätzliche Vorschläge sind das für die beiden verschiedenen Geschlechtlichkeiten. Selbstverständlich ist Yoga auch für einen Mann geeignet und der Doppelendball für die Dame. Kein Problem. Nur schult ihr damit die jeweilige Seite. Das ist nicht schädlich, macht aber etwas. Doch später davon.

Beide Übungen – es sind ja gar keine Übungen, es ist viel schlimmer, es ist Sport – sind hervorragend geeignet, Aggression zu trainieren, zu kanalisieren und zu halten. So werden der Körper und die Psyche in die Lage versetzt, im Bedarfsfall Energie auch nach außen leiten zu können.

Wirklich, es ist absolut fundamental! Du kannst deine Depression nur in den Griff bekommen – das Ziel dieses Buches – wenn du das Gegenteil von Depression kannst – Aggression!

Kannst du das nicht, ist es nicht möglich, denn, das Unterbewusstsein wird sich niemals auf das Wagnis „ohne Depression" einlassen. Ja, anders formuliert – im Kern ist die Depression die Idee des Unterbewusstseins, dass es Aggression (in dem jeweiligen Moment) nicht darf/kann/oder soll.

Jetzt kann gut sein, du sagst: Ne, also das habe ich nicht, solche „Wutausbrüche" wie oben zitiert gibt es bei mir nicht. Das glaube ich dir sogar. Aber, wütend wirst du auch, du hast nur eine stärkere Hemmung. Du kommst nicht in den Bereich, dass deine Emotion „überschwappt", vielleicht nimmst du das gar nicht wahr.

Das ist sehr gut möglich, denn bei dir geschieht das im Stillen und heimlich. Es passiert in dir, innen. Aber auch

du fühlst Wut und Aggression – jeder Mensch tut das – aber sie wird früher „runtergekühlt", bedeutet in ein anderes Gefühl umgewandelt, in der Regel in Trauer, seltener in Angst. Angst ist eher Ursache als Folge.
Auch deine Depression ist die Strategie die Energie nach innen zu führen, egal ob sie organische, genetische oder psychische Ursachen hat. Also schule dich. Lenke deine Aufmerksamkeit in die Richtung, wo Aggression bei dir sein sollte, aber nicht ist.

Fällt nicht leicht, ich weiß.

C.4 Zusammenfassung

- Aggression bedeutet nicht Gewalt und Zerstörung oder etwas Großes, sondern ist die innere Kraft, der Drive nach außen zu gehen und etwas zu tun, zu handeln, die Energie nach außen in die Handlung zu lenken. „Aggression" beschreibt Energie einer bestimmten Richtung – nach außen. Das ist weder „schlecht" noch „gut".

- Depression lenkt Energie nach innen. Sie ist sinngemäß das Gegenteil und Depression kann man als „nach innen gelenkte" Aggression betrachten.

- Es ist das Ziel der Depression, dass es nicht zu aggressiven Handlungen kommt – meint, dass man in das Handeln kommt. Sie „will" das Handeln verhindern.

- Aggression kann man verlernen. Zwar ist es unmöglich, die „Energie" zu verlernen, denn sie entsteht, aber erlernbar und „abtrainierbar" ist, wohin man sie richtet.

- In und für die Depression wurde gelernt, sie nach innen zu richten, und gerne wurde dabei verlernt Energie angemessen nach außen zu richten. Das ist zeitweise – während der Depression - nicht möglich und scheint wie vergessen.

- Um Aggression angemessen in den Körper geben zu können, muss man wissen, wie das ist (anfühlt), wie man dosieren muss (Dosis) und wie man die Aggression halten kann (Spannung)

Du musst Aggression können!

Ohne die Sicherheit mit Aggression umgehen zu können, verweigert das Unterbewusstsein die Zustimmung und kann sich nicht für die Handlung entscheiden, denn sie erscheint ihm nicht sicher. Es wird in der Depression bleiben. Das ist kein Willensakt, das ist ein Gesetz des Unterbewusstseins, denn sein Maßstab ist einzig die Sicherheit.

Gelangt eine Person ohne Einverständnis des Unterbewusstseins in Aggression, sind es ungewollte Ausbrüche, Explosionen oder destruktive Eruptionen, die viel Schaden anrichten.

Mit Übungen dieses Buches:

- Du gegen den Karton
- Schlag das Kissen
- Ausdauersport
- Doppelendball
- Yoga

Oder vielen ähnlichen Übungen kann man das trainieren. Nochmal, denn es ist wirklich wichtig! Vielleicht bist du ja geübt und trainierter Kampfsportler. Ich weiß nicht, wer da gerade dieses Buch in Händen hält.

Vielen Menschen fehlt der geeignete Umgang mit Aggression, dem Streben nach vorne, ihrer eigenen

Energie. Sie sind falsch justiert und sehr gehemmt, können nicht einschätzen, ob das sicher oder „richtig" ist. Ja, viele haben sogar das Gefühl verloren, wie das ist, wie sich das anfühlt, und können Aggression nicht, außer als destruktive Explosion.

Ein Depressiver wird unter diesen Bedingungen depressiv bleiben, denn er kann nicht aus seiner Haut. Das Unterbewusstsein gibt die Aggression nicht frei.
Also übe sie ein – körperlich.

Aggression kann nicht theoretisch geübt werden. Sie muss in den Körper gebracht werden! Physisch. Nicht anders möglich, denn Aggression ist eine Kraft, kein Gedanke!

„Und tue es wirklich!"

Nur in der Theorie ist das nicht möglich, denn das Unterbewusstsein erkennt keine Theorien. Viel zu praxisfern. Das Unterbewusstsein muss fühlen, körperlich erfahren, erst dann kann es verstehen – dann aber sehr gut und schnell. Du musst nicht viel üben dafür, denn das Unterbewusstsein ist gerne bereit zu akzeptieren, WENN ES SICHER IST! Das Unterbewusstsein braucht Sicherheit und deshalb ...

... ich wiederhole es noch hundert Mal ...

... im Kleinen! So klein, dass es keine Angst bekommt.

Teil D: Die „Alles-ist-Theater-Methode"

In diesem Kapitel widmen wir uns einem anderen Aspekt der Depression, dementsprechend steht eine gänzlich andere Methode an.
Wir fangen einfach einmal an und – wie üblich – erkläre ich später, wofür der Zinnober sinnvoll ist.

Schließe bitte gleich auf mein Kommando die Augen und stelle dir für ein paar Sekunden ein römisches oder griechisches Theater vor. Ihr wisst schon, diese alten Dinger aus Stein, mit dem Halbrund und angeordneten aufstrebenden Sitz-Treppenstufen und einer Bühne. Jeder hat das mindestens einmal auf einem Foto gesehen. Also Bitte, erzeuge einmal solch ein inneres Bild. Forme das einmal und montiere dir so eine Szene gedanklich. Setz dich „gedacht" auf die Tribüne und schaue auf die leere Bühne.
Denk dir eine nette, halbverfallene Kulisse, oder ach …

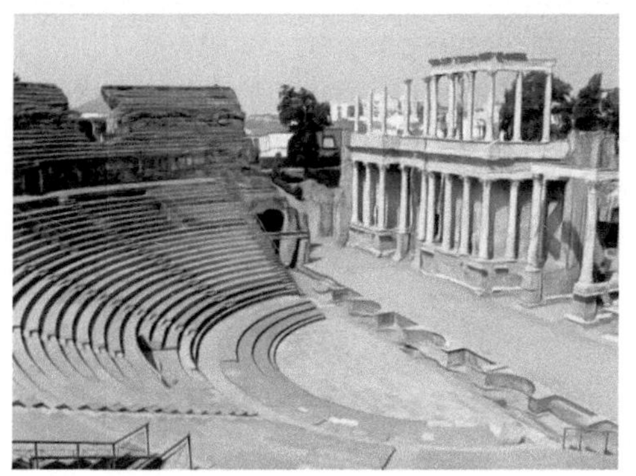

völlig Hupe, mach was du willst. Stelle dir einfach eine Bühne vor, vielleicht mit davor einem Graben, der niedrigen Rampe für den Chor. Da sollen jetzt noch keine Schauspieler sein oder so. Alles ist unbelebt, und es findet kein Schauspiel statt.

Du sollst dir das Versinnbildlichen und so ein Bild erzeugen, denn das brauchen wir später. Also male es dir aus, fühle dich ein, wie du da sitzt, und dazu machst du ganz entspannt drei tiefere Atemzüge. Du musst nicht japsen bis du hustest, nur einfach etwas tiefere Züge. Mach davon drei oder vier und betrachte dein inneres Theater und mache es dir schön.

Mach mal.   „Und tue es wirklich!"

Und tue es jetzt. Schließe die Augen …

…

Hast du das?

Hast du dir ein schönes Theater gebaut?
Sehr gut. Gleich, im Verlauf dieses Kapitels, werde ich dich immer wieder auffordern, die Augen zu schließen und dieses Theater „aufzusuchen". Noch ist die Bühne leer, aber verlasse dich darauf, gleich passiert da etwas.

Klingt verrückt, nicht wahr? Aber glaube mir, ich weiß, was ich tue. Es ist eine sehr wichtige, sehr effektive, aber schon fortgeschrittene Methode im Kampf gegen die Depression.

Komm, nochmal. Schließe die Augen und betrachte neu dein Theater. Ist es noch da?

Tue es jetzt und   „„Und tue es wirklich!‟‟

Sehr schön. Ich hoffe, es gefällt dir, selbst, wenn du kein Theaterfreund bist. Bin ich auch nicht, null, aber wir brauchen dieses Bild, denn du sollst mit dieser Übung lernen, Zuschauer zu sein!
Zuschauer! Nicht Schauspieler, Lichttechniker oder Teilnehmer des Chors! Du bleibst auf der Tribüne – das ist das Wichtigste.

DU BIST DEIN ZUSCHAUER – und betrachtest dein eigenes Schauspiel.

Ich erkläre dir jetzt, wofür das gut ist, okay? Ich erzähle von mir, wie ich das anwende. Zum Beispiel heute Morgen.
Wir haben heute, wo ich das hier schreibe, den 13. Mai und aufgestanden bin ich gegen halb fünf. Das hat mit meinen Schlafstörungen zu tun, später davon. Auf jeden Fall wache ich auf und mir ist schrecklich.
Zurzeit bin ich in keiner tief-depressiven Episode, es ist eher alles leicht und flockig über den Tag, aber morgens, nach dem Aufstehen ist es fast immer schwer und zäh. Ich erwache und das ist Tristesse und grau und Verzweiflung. Alles, wirklich alles erscheint mir schlimm und sehr niedergedrückte Gedanken entstehen. Das ist meine Normalität und viele Depressive haben das morgens. Ich gehe in einem anderen Band dieser Reihe noch darauf ein.

Das Unterbewusstsein kennt keine Zeit, es ist immer im Jetzt und da Depression ein Produkt des Unterbewusstseins ist und von ihm als Modus betrieben wird, fühlt es sich jedes Mal unendlich an.
Das ist normal! Es ist nicht anders fühlbar. Unmöglich.

Ich bin heute 19.021 Tage auf der Welt und geschätzt hatte ich bestimmt 10.000 Tage Depression, eher sogar mehr. Ihr lest also, ich kenne mich aus und jeden dieser verdammten Tage war ich mir während meiner depressiven Gefühle sicher, sie werde nicht enden. Jedes Mal! Jede, verdammte Minute habe ich geglaubt, das Gefühl wird für immer sein und ist dann doch wieder irgendwann verschwunden! Und ich wundere mich jedes Mal, wenn es nicht so ist.

Das Unterbewusstsein kennt keine Zeit, ist immer im jetzt!

Es ist nicht anders möglich. Und es hat auch noch nie ein Depressiver anders berichtet. Vergiss es einfach, das wird so bleiben. Damit musst du leben.
Du kannst dir das rational sagen, du kannst dir die Wände mit der Info „Es geht vorbei" tapezieren, es hilft nicht, das Gefühl ist immer „für immer!" Das ist ja das Grauenvolle der Depression. Das ist das Schlimmste und genau das, treibt die besonders Unglücklichen in den Suizid – es ist diese Ausweglosigkeit.

Das ist übrigens auch ein Unterschied zwischen Trauer und Depression. In der Trauer hast du ein Wissen, eine „gewisse" Gewissheit, es geht vorbei. Du weißt, es ist endlich und absehbar. Nach schlimmen Ereignissen gibt es eine Trauerphase und die Sonne gibt es noch, weißt du.

Nicht in der Depression, da ist es hoffnungslos. Ein „Nichtdepressiver" kann nicht verstehen, wie hoffnungslos das sein kann. Diese Hoffnungslosigkeit kann dich wirklich zerfressen und zudem weiß du nicht, woher deine Hoffnungslosigkeit kommt. Sie ist einfach da und übermächtig und unendlich.

Ein Depressiver kann nicht verstehen, dass es endlich ist, da er mit seiner Depression im Kindheits-Ich ist.
Es ist ihm unmöglich, jedes Mal, immer wieder!

Aber es gibt eine Technik, sich von diesem Gefühl ein wenig abzuspalten, es abzutrennen von dem ICH und diese Methode ist das, was ich die „Theater Methode" nenne.

Wenn jemand darin etwas Meditatives erkennt, dann hat er vollkommen recht! Es ist eine Technik, die der Tradition der tantrischen Meditationen entstammt.

Aber du brauchst jetzt nicht die Räucherstäbchen wetzen und dein Sitzkissen zu entstauben, ja, du kannst dich sogar weigern, Meditation zu machen, wenn du so etwas für Hokuspokus hältst.

Das hier ist ganz klein – ABER SEHR MÄCHTIG! Es ist ein sehr scharfes Schwert gegen schlechte Gedanken und der Meditation nur ähnlich.

Schlechte Gedanken, triste Gedanken, traurige Gedanken sind ein Riesenproblem aller Depressiven. So wie die Gedanken bei mir heute früh. Es ist auch selten nur ein Gedanke, meist sind es Gedankenkreisläufe.
Da entsteht eine negative Assoziation – gerne ausgelöst durch eine beängstigende Nachricht –, die führt in einen negativen Gedanken, dann zum nächsten und wieder zum nächsten und immer so weiter.
Jeder kennt das. Auch der Nichtdepressive hat das gelegentlich. Es ist wie eine Abwärtsspirale, denn es geht abwärts, besonders mit der Stimmung, dem Optimismus und dem Willen zum Widerstand. So richtig schön nach unten läuft es.

Negative Gedankenschwärme!

– und negative Gedankenkreisläufe
– und selbstverstärkende Gedankenketten

treten gerne in großen Verbänden auf und haben in der Depression mehrere Effekte und das gleichzeitig:

Erstens lähmen sie, während die Gedanken ablaufen. Für die Zeit, die du diese Gedanken denkst, bist du wie gelähmt. Wenn du auch noch nicht handlungsunfähig bist, so ist doch alles wie zäher Brei, und ein großer Anteil deiner Energie scheint von den Gedanken absorbiert zu werden. Du wirst - zumindest in Teilen - handlungsunfähig.

Zweitens wird deine Stimmung schlechter. Es ist selbstverstärkend. Auf physiognomischer Ebene werden Hormone ausgeschüttet, unter anderem Cortisol, ein Stresshormon. Dieses negative Gedankenkarussell stresst, blockiert den Körper, die Muskulatur und lässt ihn anspannen. In gleichzeitiger Lähmung im Angesicht einer Gefahr bleibt der Depressive „starr bei Kraftlosigkeit". Das ist ein (sinnlos)-anstrengender Zustand.

Drittens wirken die Gedankenkaskaden trennend von anderen Menschen, denn der Nichtdepressive kann diese Ängste in diesem Ausmaß nicht nachvollziehen. Mittelfristig findet sich der Depressive in einer anderen emotionalen Welt wieder, die er mit dem Nichtdepressiven nicht teilen kann. So kippt er in eine Einsamkeit, in ein Gefühl, nicht verstanden zu werden von anderen Menschen. Was ja auch stimmt. Er wird nicht verstanden, da seine Gedanken so fern sind aller Realität.

Viertens werden die Ängste durch die ständige Wiederholung gelernt. Sie werden immer wieder neu geübt und werden so immer mehr zur Realität. Je häufiger etwas wiederholt wird, desto eher wird es als Wahrheit akzeptiert. Auf emotionaler Ebene macht das Sinn, denn der Gedanke ist ja „emotionale" Wahrheit irgendwann. Wenn man immer wieder einen bestimmten Gedanken denkt, dann ist es irgendwann wirklich für ihn so, denn es ist fester Bestandteil seiner Gedankenwelt. Optionen, andere Varianten können nicht mehr gedacht werden, denn der übliche Gedankenpfad ist zu gut ausgebaut.

Es ist sehr schwer jemanden von etwas lange Gedachtem und oft Wiederholtem abzubringen. „Das haben wir ja noch nie so gemacht!", heißt es dann, spricht man es aus.

So wird eine negative Gedankenwelt installiert und dies ist eine Kernkomponente depressiver Denke. Das ist ein Trick der Psyche, denn das ist volle Absicht.

Was wie ein Nebeneffekt erscheint – die Lähmung in tristen Gedanken – ist in Wahrheit das Ziel, denn der Depressive soll gelähmt werden. Das Unterbewusstsein erzeugt das mit voller Absicht.

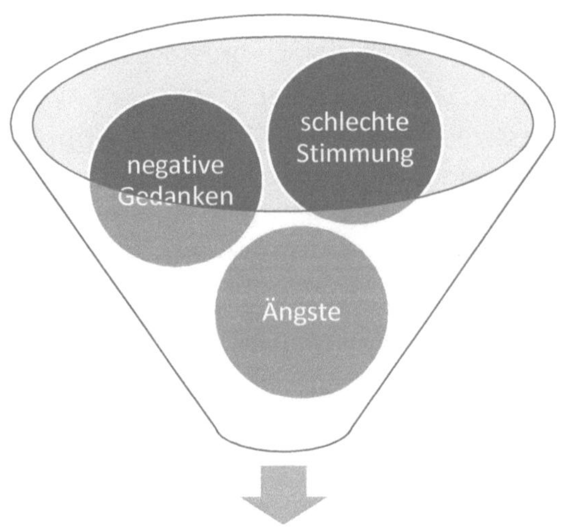

Hormone lähmen

Das ist ein Punkt, der immer wieder schwer zu verstehen ist: Das Unterbewusstsein interessiert sich nicht für das

---

Das Unterbewusstsein interessiert sich nicht für dein Glück! Nur für Stabilität! Seine Stabilität! – Nicht deine im Glück!

Glück oder die Zufriedenheit. Auch nicht für die Wahrheit oder eine zutreffende Einschätzung von Gefahren. Es interessiert sich nur und ausschließlich für Stabilität und in der Depression hält es die Lähmung für einen stabilen Zustand. – Aus guten Gründen, wie ich noch erklären werde.

Die Methode „negative Gedankenwelt" ist sehr effektiv, wie wahrscheinlich jeder Depressive berichten kann.
Damit kann man viele Stunden am Tage verbringen, grübeln und in tiefem Anthrazit versinken. Das kann zur Obsession werden und das sogar in verschiedenen Varianten. Es können schön ausformulierte Gedankenkaskaden sein oder auch nur Gedankenfetzen, manchmal nur wabernde Gefühle.

Gemeinsam ist allen: Es lähmt.

Was da wie Lähmung wirkt, sind Ängste. Die negativen Gedanken suggerieren eine Gefahr, die so oder in diesem Ausmaß gar nicht gegeben ist. Diese Angst lähmt den Geist und bremst alle anderen Gefühle, besonders die schönen Gefühle.

Evolutionär macht es Sinn, dass Angst ein sehr starkes Gefühl ist. Natürlich muss Bedrohung ernster genommen werden als alles andere, besonders als das Schöne. Das ist wichtig. Bei anderen Voreinstellungen würde der Organismus nicht lange überleben.

Sind die Gefahren aber eingebildet, d.h. nicht berechtigt und treten immer wieder auf, ist das eine Katastrophe aus der Sicht einer Person, die glücklich und „wirksam" sein will. Sie steckt fest in depressivem Sumpf negativer Gedanken.

Es ist ein „Angst Trick". Depression lähmt mit Angst.

Die Psyche wendet für diesen Trick „Angst erzeugen" fünf Methoden gleichzeitig an.

Aufgreifen – gemein, ja geradezu demagogisch ist der Trick, Wahrheit mit Lüge zu verbinden. Diktatorische Regime haben das längst erkannt: Sie stellen eine falsche Behauptung auf, die einen wahren Kern enthält. So kann der Gegner sich argumentativ (logisch) nicht befreien, denn die Behauptung ist immer auch wahr. Es ist immer auch richtig und ist somit immer richtig und wahr zugleich.

So auch in der Depression. Beinahe alle Ängste oder negativen Gedanken, die der Depressive sich macht, haben einen wahren Kern. Aber es ist nicht so, nicht wirklich genau so!

Da aber überall kleine Gefahren lauern, wohin man schaut, gibt es sehr viele Anlässe, Angst zu fühlen. Schon nur ein Blick in die Zeitung sind für die Depression ein gefundenes Fressen. Jede Menge „Kerne" für depressive

Gedanken stehen zur Verfügung, denn schlechte Nachrichten gibt es viele.

Verwirrung – eine Angst kann nur kurzfristig gefühlt werden. Anders ist das nicht möglich, denn die Psyche stumpft gegenüber einer Befürchtung ab. Sie gewöhnt sich daran und alles ist nicht mehr so schlimm und dramatisch.

Damit dies nicht eintritt, verändert die Depression permanent das Ziel und erzeugt immer wieder eine neue Angst. Depressive Gedankenkreisläufe wechseln immer wieder das Thema, achte einmal darauf. So du depressiv bist und so wie ich gerne in der Küche oder am Bettrand sitzt und den negativen Gedanken frönst, so schaue dir einmal an, was du da thematisch denkst. Das sind sehr wilde Kaskaden. Das springt immer hin und her und verändert sich. Es ist ein wahrer Ritt durch ein Panoptikum der angstbeladenen Themen und am Ende kommst du, so es gut läuft, wieder am Anfang an, der ersten Angst.

Diese Technik macht es möglich immer weiter Angst zu haben, was physiognomisch so bei nur einer Angst nicht möglich wäre.

Der Zustand „Angst haben" wird künstlich in die Länge gezogen, da immer etwas Neues zum „Angst haben" herangezogen wird. Kein Wunder: „Angst haben" ist das Ziel! Genau das, will das Unterbewusstsein erreichen. Du sollst in Angst, in Lähmung sein.

Überhöhung – die Angst wird überhöht und viel größer gezeichnet, als sie ist.

Leider sind unsere psychischen Instanzen keine neutralen Statistiker und schätzen Gefahren nicht sachlich ein. Im

Gegenteil, da sind andere Mechanismen am Werk. Im Wesentlichen sind die Urteile verzerrte Erinnerungen. Der Grad, wie groß Ängste zuvor erlebt wurden, wird herangezogen und auf fiktive Ereignisse übertragen, gruselig falsch und schief.

So werden die wenigsten in ihrem Leben einen lebensbedrohlichen Autounfall erlebt haben. Aber sie haben eine Ahnung, im Kleinen Erfahrungen gesammelt, wie bedroht ihr Leben sein kann, und übertragen es auf die fiktive Situation. Sie montieren Berichte Anderer, oder Gesehenes, und verschneiden es mit ihren kleineren körperlichen Erfahrungen. So montieren sie ein Angstbild. Das ist auch richtig und sinnvoll und hat seine evolutionäre Berechtigung. Ohne diese Bilder, „Imagos", von Bedrohungen, kämen wir nicht lebend durch den Tag. Wir müssen Unbekanntes einschätzen können.

Aber natürlich sind die Einschätzungen nicht realistisch. Sie kann ihre Häufigkeit überschätzt werden. Im Beispiel der Verkehrsunfälle: Schwere Verkehrsunfälle sind (in Deutschland) extrem unwahrscheinlich. Wir schätzen die Gefahr viel höher ein, als sie tatsächlich ist.
Auch schätzen wir die Folgen in der Regel viel dramatischer ein, als sie sind. Die meisten Verkehrsunfälle sind keine echte Bedrohung für Leib und Leben, werden nur so empfunden.
Umgekehrt kann es sein, du fühlst dich selbst am Steuer sitzend sehr sicher und gehst immense Risiken ein. Hier unterschätzt du das Risiko plötzlich dramatisch, nur weil du scheinbar die Kontrolle hast.

Die Risikowahrnehmung des Menschen ist sehr flexibel und dehnbar. Was man da als Risiko „fühlt", ist nicht die Realität, es ist eine – sehr häufig sehr schräge – Annahme. Und in der Depression wird sie gedehnt und überhöht, damit man in Angst verharrt. Die Depression macht das mit voller „Absicht".

Abstrahieren – Zwei Sätze zuvor habe ich es bereits angedeutet: „Wenn du die Kontrolle hast" – zumindest theoretisch -, wird Angst geringer eingeschätzt.
Jeder kennt das. Auch und besonders geübte Autofahrer haben auf dem Beifahrersitz Angst. Sie sind lausige Beifahrer. Auf der rechten Seite des Autos fehlt ihnen die direkte Kontrolle ohne Lenkrad und Bremse. Sie können keinen Einfluss nehmen, sie sind Beifahrer und machtlos.

Deine Psyche nutzt diesen Effekt für die Depression. Es erzeugt Hilflosigkeit, damit der Kandidat richtig viel Angst haben muss. Das Unterbewusstsein „denkt" sich:
„Na, dann nehmen wir doch etwas, worauf wir keinen Einfluss haben, etwas, was außer jeder Reichweite ist und nutzen das für schön viel krasse Angst".
Nehmen wir das Wetter. Die Welt-Wirtschaft. Die Rente. Seuchen. Kriege. Aufstände. Meteoriten. Erdstrahlen.

Ich will keine Verschwörungstheorien bewerten, auch nicht leugnen, wichtig hier für diesen Ratgeber ist: Abstrakte Gefahren sind perfekt für Depression. Der Depressive ist anfällig.
Solche Gefahren sind perfekte Sets sehr viel Angst zu spüren, ohne je Sicherheit erlangen zu können. Es ist wie Beifahrer sein zum Quadrat.

Thematisch nähern wir uns hier dem Thema Angststörung und tatsächlich gibt es zwischen Depression und Angststörungen gehörig Überschneidungsbereiche.

Kurzum: **Angst gerne in groß.** Die Depression überhöht abstrakte Ängste. Sie sind ideal, denn in all dieser Hilflosigkeit vor übergroßer, unabänderlicher Gefahr, erstarrt der Depressive in Angst und gibt auf. Es macht keinen Sinn sich zu wehren und die angestrebte Lähmung wird erreicht.

Das Ziel der Depression ist die Lähmung und sie nutzt Ängste mit allen Mitteln, gerne verdeckt.

Der depressive Kreislauf überhöht diese Ängste, dreht sie im Kreis, wiederholt sie und macht sie immer größer. Zudem ändert er ständig das Ziel, erfindet immer neue Ängste oder greift bestehenden Ängste immer neu und anders auf.

Im Ergebnis dreht sich der Depressive in seiner Denke im Kreis und verzweifelt im Angesicht der gefühlten Übermacht. Es macht alles keinen Sinn; es macht keinen Sinn sich zu wehren und da er bildlich gesprochen in Ängsten und Hilflosigkeit „schwimmt", kann er viel davon in Trauer wandeln.

Trauer ist gut, denn Trauer vermindert die Wut und Wut ist der Keim der Tat und genau die soll verhindert werden mit der Depression.

Da unablässig Angst unerträglich ist, wandelt der Depressive sie in Trauer! Trauer ist aushaltbar.

Es ist übrigens sehr gut möglich, dass dieser Prozess vollkommen unbewusst abläuft und nur das Ergebnis – Trauer – ist spürbar. Locker ein halbes Leben lang. Kein Problem. Warum sollte das Unterbewusstsein seine besten Tricks verraten, wenn sie so wunderbar funktionieren?

Das Problem für das Bewusstsein ist: Es glaubt diese unbewussten Gedanken. Glaube nicht alles, was du denkst – das ist ein bekannter Spruch und das ist der Kern des Problems.
Du glaubst diesen Mist, denn du kannst nicht anders. Die Gedanken sind da! Sie sind in dir und immer wieder! Und die Gefühle sind da und sie zerren an dir! Es ist dein Schauspiel! Deine Gedanken und Gefühlen spielen ein Schauspiel und du bist mittendrin in diesem Drama und wirst hin und hergerissen und meistens Richtung „Unten", Richtung Tristesse, Verzweiflung und Angst.

Und genau dieses Schauspiel schauen wir uns jetzt an.

Erinnere dich der Eingangsübung: Suggeriere dir dein Theater. Tue es jetzt. Hole die Phantasie von eben hervor. Schließe die Augen und erzeuge das innere Bild der Theaterbühne. Noch ist sie leer. Erzeuge es, jetzt

„Und tue es wirklich!"

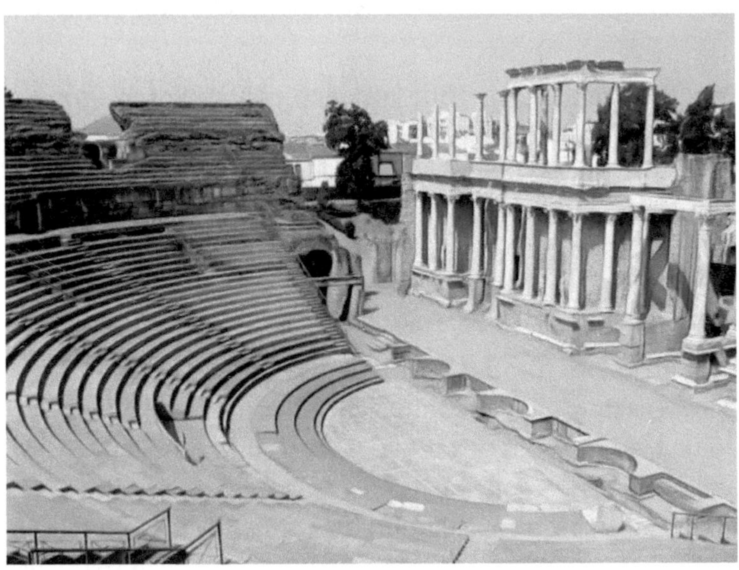

Schön. Die Bühne ist leer, nicht wahr? Frisch gekehrt ist das Parkett vielleicht.

So, und jetzt setzt du dich auf die Bühne, so wie du jetzt bist, so wie du sitzt oder stehst oder liegst mit deiner Haltung und deinen Gefühlen. Du sollst nichts Besonderes tun, du sollst dir nur zuschauen.

Versinnbildliche dir dich selbst, schaue dir an, wie du bist, rein körperlich. Auch die Gefühle. Du kannst sicherlich erzeugen, wie das so ist, das Betrachten von außen. Zumindest einen kurzen Augenblick wirst du das können. Guck hin und – jetzt wird es wichtig – WERTE NICHT!

Bewerte nicht, ob du das gut findest oder schlecht. Verdrehe nicht die Augen, weil dir etwas nicht gefällt oder im Gegenteil grinse nicht, weil du so begeistert von deiner strahlenden Erscheinung bist da auf der Bühne. Schauspielere nicht, darum geht es nicht.

Schaue einfach nur hin und lass es wirken, schaue auf dieses innere Bild.

Das ist eine Übung. Das ist eine Vorübung, für das, was gleich kommt. Du musst das üben, denn bei vielen Erwachsenen ist die Vorstellungskraft ein wenig eingerostet. Als Kind können das alle. Da ist das ganz einfach und mit offenen Augen können Kinder innere Bilder, ihre Phantasien betrachten. Da wird der schöne Schulhof zur Prärie, wo Indianer hinter Hügeln lauern. Sie können sich selbst zusehen, wie sie spielen und sind. Sie können sich in der Betrachtung verlieren. Als Erwachsener ... tja ... leider verlernt.
Wenn du Leser aber geübt oder ein Supertalent bist und deine Bühne und dich überdeutlich siehst und dich locker und lässig betrachten kannst über mehrere Sekunden ... oder gar Minuten ... super. Super, super, dann wird es gleich ganz einfach für dich sein.

Ich werde ab jetzt immer wieder dieses Symbol einfügen in dieses Buch, wenn diese Übung gefragt ist. Das wird etwas häufiger werden, denn sie ist die Basis. Ich weiß, dass ich mit meiner Art nerve, ich lasse einfach nicht nach und wiederhole immer weiter meine Forderung, bis du mitmachst. Das ist mein Job, dafür hast du dieses Buch bezahlt.

Nochmal, sorry, denn wir driften ab: Suggeriere dir deine Bühne und schaue dich an. Schaue dich an und werte nicht! Du wirst belohnt, ich verspreche es.
Wenn du das kannst, wenn du es geübt hast und beherrschst, kannst du dich aus deinen depressiven Gedanken hebeln, immer und überall. Zwar immer nur kurz, aber immerhin. Versprochen! Das funktioniert!

„Und tue es wirklich!"

Und jetzt ... leise jetzt, das wird schwierig ... so bleiben, da auf der Bühne, du bist da, so wie du bist, und jetzt zoomst du in deinen Gedanken. Du betrachtest dich, wie du deine Gedanken denkst, oder dein Gefühl fühlst.
Wie ist das? Wie sieht das aus? Was denkst du da? Von außen und innen? Was tust du da? Wie fühlt sich das an? Die Gesamtheit! Wie fühlt es sich an beim Betrachten zu betrachten? Wie rinnen deine Gedanken? Wie sieht das von außen aus, wenn man seine Gedanken sehen kann?

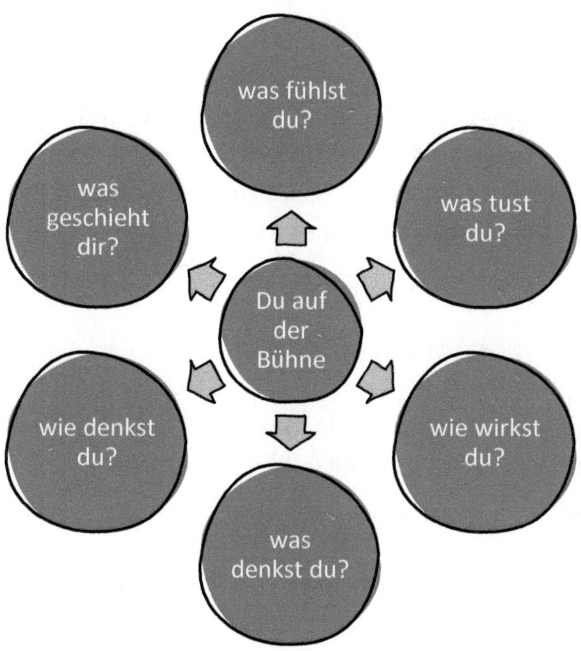

Betrachte das und werte das nicht. Nicht werten! Es ist egal, wie doof, dämlich oder großartig du das alles findest, schaue es dir einfach nur an und lasse es wirken. Sei lässig und wohlwollend, egal was für eine Grütze deine Gedanken sind, oder wie genial.

Kannst du das? Es bedarf der Übung, ja, ja.

Wenn es dir nicht gelingt ... versuche es nochmal. Baue das Set neu auf. Das Theater, die Bühne, du, deine Gedanken. Du in deinen Gefühlen. 

„Und tue es wirklich!" Das hier ist keine Theorie, das hier ist Praxis. Du willst doch deine Depression in den Griff bekommen, oder nicht? Wenn ja, das ist ein Weg. Und das ist ein großer! Es ist der Königsweg!

Nur Übung braucht es und davon viel.

Also tue es! Ich rate dir das, weil ich weiß, dass es funktioniert, weil ich mich so selber rette, jeden Tag, hundert Mal.

Vielleicht berichte ich einmal von mir, wie ich das mache, damit es klarer wird – bitte nicht frustrieren lassen, dass das bei mir so reibungslos fluppt. Ich habe Jahre Meditationserfahrung und das hier schon hunderttausende Male gemacht. Da ist das geschmeidig und geschieht wie selbstverständlich. Bei mir hat das anfangs auch geruckelt und ich habe gestümpert. Es ist eine Meditationstechnik, dazu noch eine schwierige, aber ... hey, sie ist der Königsweg und sie funktioniert auch, wenn es ruckelt und gestümpert ist, das ist das Schöne.

Das soll dich jetzt locken. Du wirst sehr schnell belohnt. Ich erkläre gleich, warum es so besonders schnell funktioniert. Es funktioniert nämlich bereits, während du dies hier liest, jede Wette ...

Also ran an die Methode, hier, ich mache das so:

Ich nehme ein Beispiel, ein willkürliches, eines von heute Morgen:

Ich stehe in der Küche und da liegt eine Klammer um mein Herz. Mir ist nicht schön. Ich bin allein, mein Blick gleitet über die glänzenden Töpfe und den nicht gemachten Abwasch und alles ist trist. So mau, so düster und mein Atem geht flach. Nicht besonders. Es gibt keinen besonderen Anlass. Weder ist es besonders schlimm noch dramatisch, trist aber doch.

Das ist ein sehr übliches Gefühl bei mir. Das gibt es oft und ist anlasslos. Vielleicht irgendeine kleine Nachricht hat es gegeben oder habe ich gelesen, die mich niederschlägt.

Ich halte inne und denke mir meine Bühne, dieses alte griechische Theater. Es ist geübt und erscheint sofort als statisches Bild. Es ist wie ein Signal für meine Gedanken, mich jetzt zu betrachten.

Ich stehe in der Küche mit meinem traurigen Gesicht, ein wenig im Brei, in der Tristesse. Ich betrachte dieses Gefühl in mir, wie es an mir zieht, mich an der Stelle neben der Spüle haften lässt. Da ist dieses Gefühl des Alleinseins. Das wird kein schöner Tag. Da ist nichts von Aufbruch, im Gegenteil. Schwer lastet auf mir ein Gedanke, was ich heute zu erledigen habe und nichts daran ist freundlich oder wird erfreuen. Wäre es vielleicht, könnte es vielleicht, denn es ist nicht wirklich schlimm, nicht wirklich schwer, aber ich bin so. Ich bin schwer, es will schwer in mir sein, denn da ist diese Tristesse, ja … ja es ist ein wenig Depression, ja sie ist da. Ja, ja …

So oder so ähnlich fühle ich das, sehe mich auf der Theaterbühne als inneres Bild. Es ist kein Standbild, es ist … kennt ihr diese GIFs? Das ist ein Dateiformat, das mehrere Bilder übereinanderlegt und so gleitet das Foto in der

Bewegung ein wenig, eine Geste oder zwei vor und zurück. Es ist ein Zwischending zwischen Foto und Film. In etwa so betrachte ich die Szene, betrachte mich in Gefühl und Gedanken, als Gesamtes.

Ich schaue mir das an. – [was hier vieler Sätze bedarf, und je nach Lesegeschwindigkeit Minuten dauert, läuft in Wahrheit in einer, vielleicht zwei Sekunden ab. Es dauert nicht lange, ist sehr eingeübt.]

Ich sehe dieses Bild von mir, nehme diese Gefühl wahr, betrachte mich auf dieser Bühne, da ich mich in dieses griechische Bühnenbild verschneide. Da bin ich, so wie ich bin.

Und jetzt mache ich einen Atemzug, atme tiefer ein als zuvor, tief in den Bauch und atme tief wieder aus. Ich lächle, halte meinen inneren Blick auf mich, auf das innere Bild.

Dann lasse ich den Blick springen und bin wieder im Jetzt.

Das wars. Das hat jetzt zwei Sekunden gedauert, einen Atemzug lang Plusminus. Mehr war das nicht.

Es klingt wie Kleinkram, ist aber gewaltig, denn mein Gefühl ist jetzt ein anderes. Ich bin der Tristesse, diesem Gefühl, dem an der Spüle enthoben. Nach diesen zwei Sekunden fühlt sich alles anders an, viel lebendiger und präsenter, ja, ICH BIN lebendiger und präsenter und nicht mehr so gefangen in diesen Gefühlen.

Was aus der Perspektive eines Depressiven wie ein Zaubertrick klingt, ist keiner. Es ist eine steinalte Technik. Ich habe das nicht erfunden, diese Technik ist tausend Jahre alt, eine Meditationstechnik aus dem Tantra.

Der Trick ist, sich in ein Theater zu stellen, das was und wer man ist für einen kurzen Moment als Theaterstück zu betrachten.

Der Dreh ist: Was du betrachtest, kannst du nicht sein! Du kannst nicht die Trauer sein, wenn du deine Trauer betrachtest. Unmöglich. Du kannst nicht Objekt und Subjekt sein. Betrachter und Objekt. Das ist nicht möglich. Nicht nur nicht in der Physik, auch nicht in der psychischen Welt.

Was du betrachten kannst, kannst du nicht sein!!!!!!!

DU KANNST NICHT BETRACHTER UND BETRACHTETES SEIN, NICHT GLEICHZEITIG!

Also machst du dich mit dieser Methode zum Betrachter deiner Gefühle und bist sie nicht mehr.

Der Irrtum des Bewusstseins ist, dass es GLAUBT DIE GEFÜHLE ZU SEIN!

Es denkt, du seiest traurig. Aber das stimmt nicht. Es ist nur ein Gefühl, DAS DU HAST, NICHT, DAS DU BIST!

Das glaubst du aber 24/7, das ist menschlich, das ist normal, aber ...

... diese Methode rückt das wieder zurecht.

Deine Trauer, deine Tristesse, deine Gefühle, ja, sogar deine Depression ist nur eine Illusion. Du bist das nicht, du hast das Gefühl nur (geliehen). Du führst ein Schauspiel auf, vor dir und der Welt. Die Depression hat es dir gegeben und suggeriert.

Wie übrigens alle Gefühle und Gedanken nur „geliehen" sind. Sie sind da und vergehen wieder.

Mach dich zum Betrachter!

Das mag jetzt metaphysisch klingen, in den Ohren einiger vielleicht ein wenig abgedreht und nicht von dieser Welt, aber es ist so.

Zwar werden Gefühle als „seiend" erlebt. So bist du traurig, oder freudig, oder denkst das eine oder andere, aber es ist vergänglich. Du BIST es nicht im Sinne von „daraus bestehen", es fühlt sich nur so an.
Das darf auch sein und soll die Dramatik oder Intensität der Gefühle und Gedanken nicht kleinreden. Ich meine nicht: „Eh alles Kleinkram und so schlimm ist es nicht, denn es ist eh nur phantasiert." Nein, null. So ist das nicht gemeint.

Gemeint ist: Du bist nicht dein Gefühl, nicht dein Gedanke, du hast ihn nur (für eine gewisse Zeit). Das ist unangenehm genug, aber denke nicht, du seiest es. So schlimm ist es nicht.

Und während du ihn in deinem Theater betrachtest, WIRST DU NICHT MEHR DIESER GEDANKE SEIN.

Das ist eine der tiefsten Weisheiten der östlichen Philosophie. Jahrhundertelang haben sehr weise Männer und Frauen auf diese Erkenntnis hinmeditiert.

Und genau das kannst du nutzen für deine Depression. Es ist die Theater Methode. „Alles ist Theater" – auch was du denkst und fühlst. Betrachte es auf einer Bühne und du bist es nicht mehr. Nicht mehr ganz so sehr!

In der Depression, in depressiven Gefühlen kommt dir alles „für immer vor". Depression ist zeitlos und fühlt sich als endloses Gefühl an. Das wird auch hier in dieser Methode so bleiben.
Erwarte bitte nicht, du könntest so alles löschen und schlagartig sei Depression nicht mehr. Unsinn. Keine Kraft der Welt kann das.
Aber du kannst Distanz zu deinen Gefühlen aufbauen. Sie nehmen dich nicht mehr so ein, nehmen dich nicht mehr so sehr in Besitz, ja du kannst sie sogar anschauen und ggf. darüber lächeln.
Das fühlt sich schon ganz anders an, als den depressiven Gefühlen hilflos ausgesetzt zu sein. Und wenn du es in nicht so schlimmen Zeiten übst, wirst du es können, wenn die Depression besonders ekelhaft zuschlägt.
Wirklich, es funktioniert! Es funktioniert wunderbar und ist vollkommen kostenlos.

Ich werde dir gleich Abwandlungen zeigen, die in konkreten Situationen helfen. Es gibt da noch jede Menge Tricks.

Aber üben musst du es, denn es ist einfach Übungssache. Es braucht Wiederholung, Wiederholung und nochmal Wiederholung. No way out.

Also, nochmal: „Und tue es wirklich!"

Bühnenbild, du bist da, betrachtest dich, wertest nicht, tiefer Atemzug, lächeln. 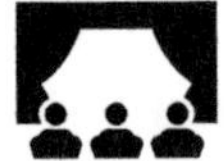

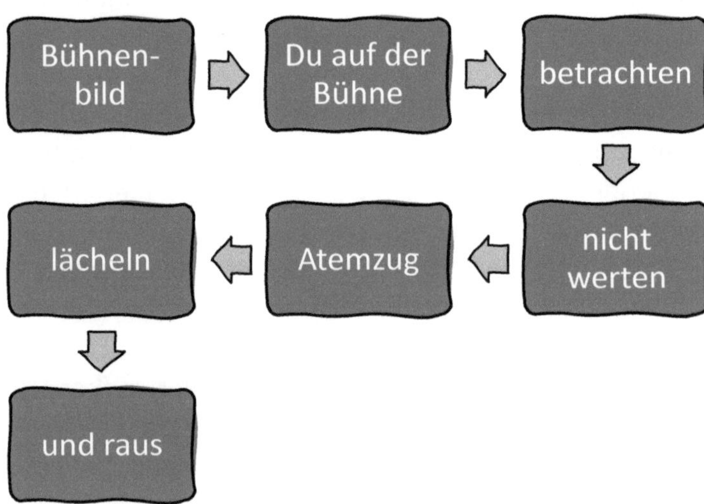

Lasse dir zu Anfang ruhig Zeit für diese Methode. Das muss nicht in zwei Sekunden durchlaufen, wie oben in meinem Beispiel. Langsam ist keine Schande, das ist sogar gut und richtig, denn je länger dir diese Methode gelingt, desto besser.

Sie hebt dich aus den aktuellen Gefühlen, denn du betrachtest sie und … ich weiß, ich wiederhole mich, aber ich bimse dir das hier in die Birne, denn ich weiß, dass die Psyche das nicht hören will. Dieser Weg klingt nicht schön und sperrig und nach Arbeit.

Aber … was du betrachtest, kannst du nicht sein.

Mit etwas Übung wirst du es fühlen. Das Gefühl wird schwächer, hat nicht mehr diese Macht, steht ein wenig entfernt und neben oder vor dir. Es ist auf der Bühne und du sitzt auf der Tribüne und schaust dir dabei zu.

Auf psychischer Ebene distanzierst du dich von deinen Gefühlen. Es ist keine Dissoziation, denn die Gefühle bleiben akzeptiert und integriert, aber du gehst dazu auf inneren Abstand. Du streifst sie nicht ab, lässt sie sein, wie sie sind, nimmst nur eine andere Rolle ein. Du bist ja noch da, die Gefühle ebenfalls. Die „Verhaftung" in den Gefühlen wird ein wenig gelockert.
So klein der Effekt am Anfang scheint, ist es eingeübt, ist es mächtig. Du bist immer und überall in der Lage, dich aus deinen tristen, trüben, gemeinen, zersetzenden Gedanken zu befreien. Für einen kurzen Moment bist du sie nicht mehr und jeder Depressive wird verstehen, was das für ein mächtiges Werkzeug ist. Wie sehr wünscht er sich das!

Ich möchte auf ein paar Details der Übung eingehen:

Warum ohne Wertung? – „Warum soll ich alles ohne Wertung betrachten? Warum kein Gut und Böse, denn manche Gefühle sind ja gut und andere sind schlimm und schrecklich? Und auch, was ich da auf der Bühne sehe von mir, wie ich Trauerkloß da sitze, eh … ätzend ist das! Und warum soll ich nicht werten?" – Fragst du dich das?
Weil Wertung „Verhaftung" ist. Wenn du wertest, nimmst du dich der Sache an, lässt dich emotional ein und gehst „in die Sache hinein". - Alles klar? Ist blöd oder? Genau das willst du doch nicht. Also nicht werten, nur betrachten. – Du kannst es eh nicht ändern. Wenn es Mist ist, ist es Mist. Wenn es schön ist, ist es schön. Du bist Zuschauer. Nicht Statist, nicht Regisseur, nicht Theaterkritiker. Du bist nur Zuschauer. Fertig. Ohne Wertung, guck es dir an!

Wertung ist Verhaftung! Wertest du, egal wie, bist du „drin" im Gefühl und gehörst dazu.
Du stellst dich mit auf die Bühne, dabei sollst du Zuschauer sein.

Mit Wertung funktioniert es nicht, denn dann bist du Teil des Chors, brüllst mit und bist Arena und damit Mitspieler des Stücks. – Das ist – besonders anfangs – das Schwerste. Nicht werten! Aber auch das kann man üben, nicht schlimm, wenn es anfangs nicht funktioniert. Es ist immerhin dein Theaterstück, dein Baby, da braucht es etwas Zeit, bis man lässig wird.

Warum der tiefe Atemzug? – In der Depression ist der Atem flach. Immer. Allenfalls ist da hin und wieder ein Seufzer, aber selbst der fällt oberflächlich aus. Warum das so ist, ist jetzt einmal egal, das führt an dieser Stelle zu weit.

Mit dem tiefen Atemzug – er muss nicht bis in die letzte Lungenspitze reichen, tiefer als normal reicht aus – brichst du diese flache Atmung der Depression auf. Es hebt spürbar deine Laune.

Beobachte das einmal, wenn du in deinem Theater sitzt. Der Atem ist mächtig. Der Atem ist der Strom deiner Lebensenergie. Das klingt in westlichen Ohren fremdartig, aber der Beweis liegt vor dir: Schaue hin und fühle! Du wirst bestätigten können, Atem ist Energie.

Also daher tiefer Atemzug. Es bricht die depressive Struktur.

Ein tiefer Atemzug bricht die depressive Struktur

Mit dem tiefen Atemzug nimmst du den Körper mit in deine „Mini-Meditation". Depression ist eine körperliche Krankheit, zumindest auch körperlich. Also helfe deinem Körper und atme tief. Erlöse ihn aus der flachen, depressiven Atmung, denn als Zuschauer darfst du tief atmen. Du musst nicht mit den Gefühlen mitspielen, die du betrachtest - ja, du sollst es sogar nicht! Du sollst es anders machen und das Schauspiel dem Profi auf der Bühne überlassen. Du bist das nicht!

Warum soll ich lächeln? – damit du fröhlich wirst, damit dein keines Theaterstück einen fröhlichen Ausgang nimmt, damit – bildlich gesprochen – aus deinem Drama eine Komödie wird.
Es fällt viel leichter fröhlich zu sein, wenn du lächelst dazu.

Und vielleicht, vielleicht, nimmst du mit diesem Lächeln dein Drama, deine Trauer und Tristesse nicht so ganz ernst. Das wäre gar nicht schlecht, denn auch „nicht ernst nehmen" ist eine Form von Distanz.

D.1. Negativen Gedankenketten zerschlagen

Das Problem des Depressiven ist ja nicht, dass er einmal EINEN negativen Gedanken hat. Oder einmal EIN negatives Gefühl.
Das Problem des Depressiven ist, dass er negative GedankenKETTEN hat, ganze GedankenKASKADEN und gerne auch negative GedankenKREISLÄUFE.

Es ist also mehr als nur ein Gedanke oder ein Gefühl, sondern häufig bauen sie aufeinander auf. Das Eine führt in das Andere und die Zeit vergeht und Tristesse, Trauer und schlechtes Gefühl breiten sich aus.
Das ist volle Absicht der Depression, denn so erreicht sie ihr Ziel: Lähmung und Resignation.

Weder Körper noch Psyche können über längere Zeit hinweg Angst spüren. Das ist neuronal nicht möglich, denn die Synapsen erschöpfen ihre Potentiale. Ihnen geht schlichtweg der Botenstoff zur Datenübertragung aus. Sie haben keine Munition mehr.
Aber immer neue Ängste spüren ist möglich, da immer neue Nerven beschäftigt werden und sich die anderen wieder regenerieren können. Ein Bäumchen-wechsel-dich-Spiel verschiedener Ängste ist möglich und das nutzt die Depression aus. Sie wechselt unablässig die Angst. Sozusagen geben sich die Ängste die Klinke in die Hand.

Und es sind Ängste! Wichtig zu verstehen: Ich habe das oben geschrieben. Es sind Ängste, nur sind sie gerne kaschiert und verkleidet als Bedenken, Wankelmut, Trauer oder dem Gefühl der Hoffnungslosigkeit. Es sind Ängste und ihre Derivate.

Selbst wenn du den einen großen Schicksalsschlag erlitten hast und sich deine Gedanken um das eine große Problem oder Drama drehen, betrachtest du es genau, – Theater Methode – wirst du erkennen, dass du es ständig von anderen Seiten betrachtest und so die neue Angst/Trauer erzeugst. Das Bild wechselt ständig, da ein einzelnes nicht vorhalten würde.

Wenn du das nicht glaubst, dann betrachte einmal deine Gedankengänge in der Depression. Zwar fühlt sich alles wie ein trister Brei an, aber das ist nur das Ergebnis, das Endgefühl.

Depression wechselt ständig die Perspektive, damit du nie zur Ruhe kommst. Das Unterbewusstsein wechselt die eine gegen die nächste Angst, damit Angst ist! Angst ist das Ziel!

In Wahrheit wird permanent der gedankliche und emotionale Fokus verschoben. Es sind ganz viele leicht verschoben unterschiedliche Gedanken und Gefühle.

Die Alles-ist-Theater Methode ist perfekt darin, diese Gedankenkaskaden zu durchbrechen. Du machst dir nicht nur deine Gedanken bewusst, nein, du drückst sie auch von dir weg, damit du sie betrachten kannst. Du erzeugst Distanz.

Halte einfach irgendwo inne, am besten jetzt, in diesem Gedanken, in dem du gerade bist.

„Und tue es wirklich!" , nur so zur Übung.

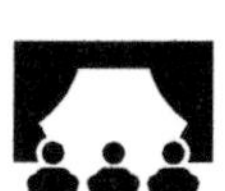 Innehalten, Bühne vorstellen, stell dich auf die Bühne, betrachten, einfühlen, nicht werten, tief atmen, lächeln. Betrachte, was du gerade tust und denkst, nur ganz kurz, für eine Minute. Wie sieht das aus? Was ist das? Wie würde ein Zuschauer das sehen? Nicht werten! Einfach stehen lassen!

Siehst du dich?

Merkst du es? Die Kaskade ist durchbrochen. Ja, du konntest nicht einmal den Gedanken dieses Absatzes des Buches im Kopf halten, bist kurz ausgestiegen. Ist nicht anders möglich, da deine Aufmerksamkeit immer nur an einem Punkt sein kann.

Aufmerksamkeit kann immer nur an einem Punkt sein!

Und auch jedweder negative Gedankenstrom wird durchbrochen, wenn du ein wenig geübt bist -. Die negative Kaskade oder der negative Gedankenkreislauf scheitert. Das hast du - du als Zuschauer – aktiv erreicht, hält aber leider nicht lange vor.

Natürlich versucht es die Depression wieder und neu setzt Negatives ein und wieder hältst du dagegen:

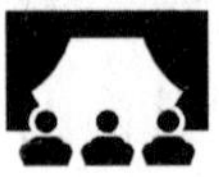 Innehalten, Bühne vorstellen, du bist auf der Bühne, betrachten, einfühlen, nicht werten, tief atmen, lächeln.

Mache das eine Weile, und du schießt deine negativen Gedankenketten sturmreif. Sie werden perforiert und brechen in sich zusammen.

Wahrscheinlich wirst du es gar nicht bemerken, denn Depression ist langsam und du schwimmst noch in diesem tristen Gefühl, aber der Gedankengang ist für eine Weile nicht mehr.
Schade, dass du es, wenn nicht, nicht spürst, denn es ist ein kleiner Sieg. Du hast der Depression die Tour vermasselt. Sie konnte ihr negatives Gedankenkarussell nicht installieren. Vielleicht ist das sogar eine Premiere für dich!

Das ist sehr wichtig! Und das ist sehr mächtig! So kannst du Abwärtskreisläufe durchbrechen!

Ich mache das so, immer wieder, mehrmals täglich, denn immer wieder versucht es die Depression. Besonders morgens liege ich noch im Bett oder sitze in der Früh in der Küche und die Gefühle sind ... hey, es ist echt mies. Es gibt Phasen, da will ich zwanzig Prozent des Tages nicht mehr leben, so schwierig ist es bei mir, aber diese Technik hilft. Selbst dann. Nach all der Routine in der Alles-Theater-Methode gelingt es mir selbst dann, wenn es am schlimmsten ist. Ich stelle mir meine Bühne vor und betrachte mich.

Die wahrlich zersetzend negative Gedankenspirale unterbreche ich an einem beliebigen Punkt und stelle mich auf die Bühne.

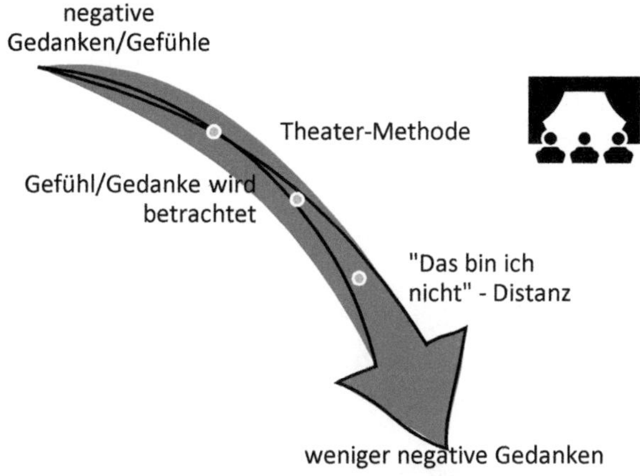

Reicht nicht und noch einer. 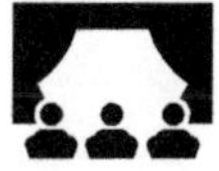

Reicht nicht und noch einer. 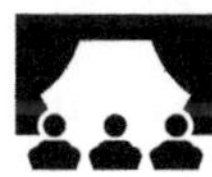

Reicht noch immer nicht … aber dann irgendwann fällt das negative Gedanken-Karussell in sich zusammen. Die Stimmung bleibt noch einen Moment, aber es ist nur eine Frage der Zeit, bis sie sich abschwächt und zurückweicht.

In einem weiteren Band dieser Reihe gehe ich noch auf die Feinheiten dieses besonderen „Morgenproblems" ein, so dich das denn interessiert. Das mit dem Schlaf und dem frühen Morgen, ist für viele Depressive ein Problem, denn da ist die Depression besonders stark.

Wenn es dir gelingt, diese negativen Gedankenkaskaden zu durchbrechen, oder zumindest abzuschwächen, wirst du über kurz oder lang auch deine depressiven Gefühle vermindern, da deine Gedanken die Ursachen der Gefühle sind.

Erinnerst du dich, was ich oben schrieb:

Der Körper löst die Depression aus. Der Kopf denkt sie und diese Gedanken erzeugen das Gefühl, das dann im Körper fühlbar wird.

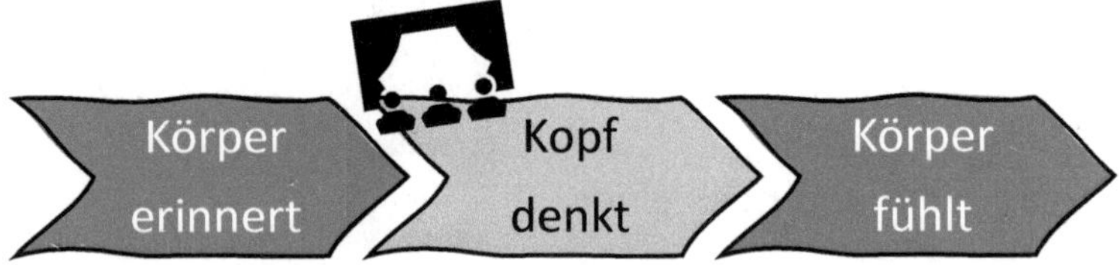

Es ist diese Reihenfolge und dein denkender Kopf ist der bewusste Teil der Kaskade. Da kannst du eingreifen und die Methode der Wahl ist die Alles-ist-Theater-Methode, denn sie unterbricht die negativen Gedanken. Es schwächt den Nachschub für negative Gefühle.

Natürlich löscht das nicht alles, beseitigt nicht alles. Nein, es ist im Kleinen, aber es hilft und die Depression wird in ihrer Wirkung geringer, auch wenn du weiterhin depressiv bist. So bekommst du die Sache langsam, aber sicher in den Griff.

D.2. Sei Skeptiker

In Sachen Skepsis ist der Depressive richtig gut. Das kann er. Er hadert und schaut miesepetrig sogar auf die schönste Lösung.

Das ist etwas übertrieben formuliert, aber Skepsis kann der Depressive, da er Skepsis lebt. Er hat Unbehagen gegenüber allen Neuerungen, jeder Tat. Kein Wunder, ist doch die Depression der Modus, der alles Handeln, alle Initiative verhindern soll. Das Unterbewusstsein fordert allseits skeptisch Sicherheit.

Na, und wenn du schon so sehr in Übung bist, dann nutze das: Sei Kritiker deiner negativen Gedanken. Sei überkritisch.

Der große Vorteil der Alles-ist-Theater Methode ist: Sie macht nebenbei bewusst. Wenn du da in deinem Theater auf der Bühne sitzt und dir beim Denken und Fühlen zuschaust, lernst du, wie du funktionierst. Du merkst das gar nicht, aber du wirst schlauer und verstehst immer mehr, wie du tickst.

Du siehst dir beim Denken zu, betrachtest die negativen Gedanken, die du wendest und anwendest und montierst. Und genau das schaust du dir jetzt besonders skeptisch an. Das ist ein „Zusatz-Trick". Mit ganz viel Skepsis gehst du noch ein wenig mehr zu deinen Gedanken auf Distanz.

Skepsis ist keine Wertung! Skepsis ist eine Frage. Skepsis fragt provokant: „Na, ob das alles so stimmt?"
Wertung ist immer eine Antwort: „Ja, stimmt" oder „Ne, stimmt nicht", antwortet sie. Werten darfst du nicht, denn

das assoziiert dich mit dem Schauspiel. Da fehlt die Distanz zu den Gefühlen und die ist das Ziel. Skeptischer Betrachter aber darfst du sein.

Sei skeptisch gegenüber deinen Gedanken. Glaube nicht, was du denkst, ja, werde dein eigener Dialektiker. Sei nicht skeptisch gegenüber deinem Theaterstück, sondern sei skeptisch ob des Drehbuchs. Frage dich, ob das denn da alles so stimmt, was der da auf der Bühne denkt und quasselt.

Skepsis ist keine Wertung! Skepsis ist ein Verdacht!

Ich mache das einmal vor, okay?

In meiner Küche sitze ich, es ist frühmorgens und meine Stimmung ist mau. Wie so oft stehe ich in zähem Brei der Emotionen, bin negativ gestimmt.

Da habe ich mir meinen ersten Kaffee gemacht und eine Bekannte hat ein Treffen abgesagt. Das ist eine negative Nachricht, denn ich hatte mich darauf gefreut.

Negative Nachrichten werden von depressiver Stimmung gerne integriert. Sie baut die negative Nachricht noch negativer aus, verschlechtert die Stimmung und zieht mich hinab. So denke ich jetzt, wie typisch das sei, alle sagen mir ab. Und allgemein: Was für ein schlechter Tag das jetzt werden wird, und die Tristesse breitet sich weiter aus. So sitze ich geknickt auf meinem Küchenstuhl und der Kaffee in der Tasse wird langsam kalt.

Ich stelle mir mein Theater vor, stelle mich auf die Bühne, sehe mich da sitzen und schaue mir beim Denken und Fühlen zu.

Was wende ich denn da für Gedanken? Meine Bekannte hat abgesagt, da ich nicht wichtig für sie bin. Und überhaupt, typisch ist das, so oft passiert mir das, ich spiele keine Rolle ...

Ich betrachte diese Gedanken, schaue mir an, was diese Stimmung mit mir macht, und fühle mich ein. Natürlich sehe ich mich auf der Bühne, wie ich niedergezogen werde, hinunter in Richtung kraftlos und deprimiert.

Hier von meinem Ausguck aus dem Zuschauerraum kann ich das sehr gut sehen. Jetzt greife ich auf meinen Trick zurück: Ich atme tief ein und richte mich ein wenig auf. Ich hebe das Kinn, neige den Kopf und ziehe meine Augenbrauen hinauf.

Das mag eine alberne Geste sein, aber diese Geste verstärkt das innere Gefühl des Skeptikers. So machen Skeptiker das und ich hebe sogar noch mein Kinn, als sei ich distinguiert arrogant. Ich sitze ja in meiner Küche und niemand schaut mir zu. Da darf ich das.

Ja, jetzt bin ich in Haltung und Gestus ein Kritiker. Ich sitze auf meinem „Zuschauerrang" und schauspielere den Skeptiker, so dass ich ein wenig skeptisch werde. Klingt albern, aber es funktioniert.

Die Distanz zu meinen Gefühlen, zu diesem Schauspiel „da vorne" auf der Bühne vergrößert sich und abgeklärt denke ich mir meinen Teil darüber, was ich mir da im Depressiven so Zusammendenke:

„Spiele ich wirklich keine Rolle für meine Bekannte?"

„Hat ihre Absage nicht vielleicht einen ganz anderen Grund?"

„Könnte es sein, dass auch sie darüber traurig ist?"

„Könnte es sein, dass ich mir das alles nur einbilde ob meiner schlechten Stimmung?"

„Könnte es sein, dass mir nur meine Depression das alles in tristen Farben färbt?"

Skeptisch ziehe ich über meine eigenen Gedanken her und mit etwas Glück erhöht sich immer weiter die Distanz. Ich fühle das Negative nicht mehr so sehr, denn es wird durch neue Gefühle neutralisiert.
Einen Moment halte ich diese Gedanken fest, schaue weiter auf die Szene und atme schließlich langsam wieder aus.
Ja, auch diese skeptischen Gedanken kann ich mir glauben, da ist etwas dran und damit ist das Ziel erfüllt: Ich habe mich von den depressiven Gedanken distanziert. Ich BIN SIE NICHT MEHR, denn ich kann sie nicht mehr glauben.

Das sollte jetzt ein Bespiel sein. So mache ich das, das ist meine Variante des „skeptisch sein". Es ist künstlich. In initiiere meine Skepsis durch Gestik und Haltung. So wie Gestik und Haltung durch eine innere Lage, Gefühle eingeleitet werden, funktioniert es auch umgekehrt. Man kann sich diesen Gefühlen näherbringen, indem man die passende Körperhaltung einnimmt. Jeder Schauspieler nutzt diesen Trick.
Ich halte also mit einem kleinen Schauspiel als Zuschauer, dem Schauspiel auf der Bühne meiner Gefühle entgegen.

Das mag alles albern klingen und sehr nach Kleinkram, aber mit etwas Übung bist du so in der Lage, deine depressiven Gefühle deutlich abzumildern. Das ist ein großer Schritt, denn die Depression verliert an Macht über dich.

Dieser Trick funktioniert besonders gut, sind die Gedanken klar und logisch und verständlich.

Hier in meinem Beispiel weiß ich, dass mich die Absage meiner Bekannten herunterzieht, weiß, was diese Nachricht mit mir macht. So kann ich dieses Wissen nutzen und „Gegeninszenieren" mit Skepsis.

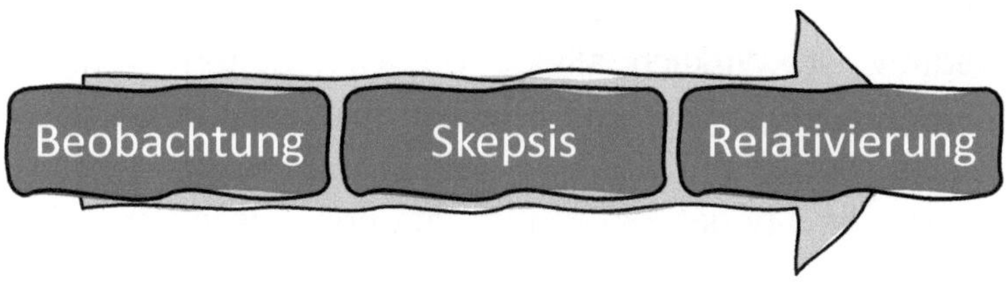

Oftmals ist das aber nicht so. Oft ist der Depressive mit einem Wust an negativen Gefühlen und Gedanken konfrontiert, die weder Anfang noch Ende kennen. Das Thema und Negative ist übermächtig. Was du da vor dir auf der Bühne siehst, ist ein gewaltiges Trauerspiel, vielleicht sogar mehrere zugleich.

Für diesen Fall gibt es einen anderen Kniff. Der „denke-das-Schlimmste-Trick".

D.3.   Denke das Schlimmste

Wenn nichts mehr hilft, hilft das: Denke das Schlimmste und fühle dich ein.

Zugegeben, dies ist eine Strategie für Fortgeschrittene, aber ich will sie nennen, denn sie ist sehr effektiv. Dazu braucht man aber ein wenig Übung, muss sich zumindest zeitweise von seinen Gefühlen distanzieren und sie betrachten können.

Zum Beispiel mit der „Alles-ist-Theater-Methode".

Ich weiß nicht, wie du deine Depression erlebst, aber bei mir ist es gelegentlich so, dass alles überwältigend negativ ist. Wirklich alles! Von allen Seiten kommen negative Informationen und Gedanken bedrängen mich. Ja, sie rauben mir die Luft und es werden von mir nur noch die negativen Informationen gesehen. Und schlimmer noch, sie werden überhöht.

Naheliegend ist es in dieser Situation doch irgendwo das Positive zu suchen. Es kann nicht alles schlecht sein und genau das wird von allen geraten. „Sehe das Positive im Leben", heißt es.

Das gelingt dem Depressiven aber nicht. Das kann er nicht. Es ist ein typischer Logikfehler eines Nichtdepressiven. Er will aufmuntern, was der Depressive aber nicht kann, da das Unterbewusstsein nicht einverstanden ist. Es will lähmen und das Negative sehen. Es will nicht aufgemuntert werden.

Der Depressive kann nicht positiv denken, denn er ist es nicht!

Der Depressive hat keine Chance, denn den optimistischen Blick lässt das Unterbewusstsein nicht zu. No way. Aber! – Die andere Richtung ist möglich. Noch negativer, geht immer.

Wie weiter vorne beschrieben, nutzt die Depression die Vielzahl negativer Gefühle und Gedanken, um immer weiter ein „Angst-Set" aufrecht zu erhalten. Das kann überwältigend sein. Riesengroß türmt sich vor einem alles auf und emotional steht man vor einem Scherbenhaufen. Es ist langanhaltend kurz vor Katastrophe - gefühlt – und man kann gar nichts tun. Überall ist alles schlecht und negativ und eines ist sicher: Gefühlt geht alles den Bach herunter.

In wie weit dies der Realität entspricht, ist in der Depression irrelevant, denn was zählt, ist die Aussichtslosigkeit des Gefühls. Sie drückt nieder und wirkt. Argumente zählen nichts mehr und natürlich, wie immer wirkt alles endlos in der Depression. Es wird nie mehr anders sein.

Selbst, wenn es dir gelingt, diese Gefühle und Gedanken auf deine „Theaterbühne" zu stellen, es bleibt ein gewaltiger Filz aus negativem Gefühl. Du kannst nichts Positives erkennen. Es ist überstark, denn das Stück ist einfach zu groß und zu gut aufgeführt.

Hast du so ein negatives „Gesamtkunstwerk" auf deiner Bühne stehen, so überhöhe es. Denke es dir maximal schlecht und nutze deinen Körper dazu.

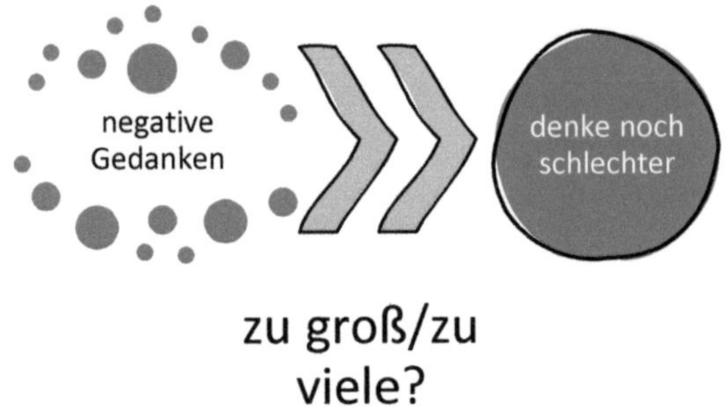

Tue es wirklich, auch wenn es albern ist. Nutze deinen Körper, eine Körperhaltung und erzeuge noch mehr Düsternis. Beuge dich vor, stütze deine Arme schwer auf deine Knie, atme tiefe Atemzüge der Verzweiflung, mache ein böse-trauriges Gesicht, indem du deine Augenbrauen niederdrückst. Jetzt heißt es grimmig sein. Aber so richtig! Grimmig bist du ob der Ungerechtigkeit der gesamten Welt und besonders der, die dir widerfahren ist und widerfahren wird. Gewitterwolken hängen über deinem Kopf und regnen sich unerbittlich ab.

Versuche eine Statur zu sein, als müssest du alle Negativität der Welt in deiner Haltung ausdrücken. Dabei kommt man sich ein wenig dümmlich vor, aber unterschätze nicht den Effekt, den die äußere Haltung – die deines Körpers – auf deine Innenwelt hat.

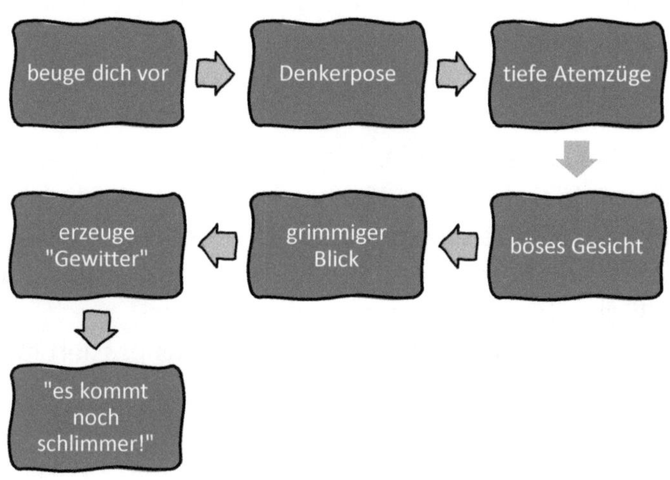

„Und tue es wirklich!" Also: Tue es wirklich. Simuliere das, es wirkt auf deine Psyche. Es fällt ihr einfacher, skeptisch zu sein.

Und so, in dieser Haltung betrachtest du deine Emotionen. Ja, alles geht den Bach herunter ... ja, ja und jetzt übertreibst du und denkst alles Schlechte dieser Welt noch schlechter. Dein Motto ist: Was ist das Schlimmste, was mir passieren kann? Flugzeugabsturz, obwohl du noch am Boden bist, Erdbeben und du bist in der Luft. Egal, pervers negativ soll es jetzt sein. Verarmung, Hungertod und Seuche, alles gleichzeitig. Du wirst nicht nur von deiner Frau verlassen, auch deine Geliebte lässt dich im Stich, obwohl du noch gar keine hast.

Du wirst heimgesucht! Das da mit den Israeliten in Ägypten damals war nix dagegen. Schau dich um, ist doch so, oder nicht?

Stelle dir vor, all diese Ängste, all diese Befürchtungen, all dieses Negative träte ein. Alles gleichzeitig und maximal schlimm! Visualisiere es dir, tauche ein! Ja, da darfst du seufzen, das wäre schlimm. Halte den Gedanken fest und betrachte es. Betrachte, was das und diese Gedanken auf der Bühne deines Theaters mit dir machen.

„Was tut es?" – Wie fühlt sich das an? Was passiert dann mit dir? Wo landest du dann emotional?

Halte den Gedanken, das Gefühl, halte ihn fest! Was ist … wie ist es dir, wenn das Schlimmste überhaupt eintritt? Was wäre dann für ein Gefühl?

Nehmen wir ein Beispiel: Die Verarmungsangst. Das ist bei Depressiven ein beliebtes Thema. Wahlweise kannst du aber auch Klima oder Partnerschaft nehmen. Die Methode funktioniert immer, Thema egal, denn es ist ein psychischer Effekt.

Realistisch sein bringt dir nichts, dann springe auf die Bühne und übertreibe deine Aufführung!

Verarmung. Deine Aktien fallen – oder könnten fallen. Schlimmer, du hast gar kein Aktiendepot. Du hast nix und bist vor dem Ruin bedroht. Dein Job wurde gekündigt, oder du könntest gekündigt werden ... und dann? Deine Chefin war gestern so schlecht gelaunt ... Und da liegen die Mahnungen auf dem Tisch ... und so weiter.

Ziehe die Schraube des Negativen an, immer weiter, ungeachtet der Realität. Versuche nicht realistisch zu sein, das bringt dir nichts, denn das werden dir deine Gedankenstrukturen torpedieren. Positives steht dir nicht zu, das ist nur für die Glückspilze der Welt gedacht und zu denen gehörst du nicht.

Mache es besonders schlecht. Alles Negative tritt ein ... und schaue dir zu. Wie würdest du dich dann fühlen, wenn es eingetreten wäre?

Halte dieses Gefühl fest, und fest und fest und fest und fest ...

Na? Wie ist es? ...

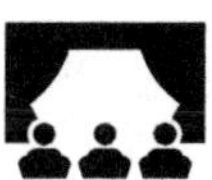

Tue es wirklich. Probiere es einmal aus. Setze dich genau so hin, wie oben zitiert und sei einmal maximal negativ.

Wie ist es? Wie geht es dir?

Das ist komisch, nicht wahr? Jede Wette, es ist gar nicht so schlecht. Wenn alles negativ wäre ... es fühlt sich gar nicht so schlimm an wie gedacht, nicht wahr? Du wärest immer noch da und ... merkwürdig, alles ist so komisch leicht und beiläufig egal.

Wenn es dir so ist, dann hast du alles richtig gemacht. Das ist normal. Die Psyche funktioniert so. Wundere dich nicht.

Dieses Gefühl IM SCHLECHTESTEN IST ALLES NICHT SO SCHLIMM, ist normal! Es ist irritierend, nicht wahr?

Immer wieder kommt man zu diesem Punkt, wenn man den „maximal schlechten Gedanken" bis zum Ende fühlt und hält.

Wenn alles maximal schlecht ist, ist es nicht mehr so schlimm!

Nutze das! Es wird immer so sein, versprochen! Wenn alles überwältigend schlecht vor dir liegt, sei extrem und tauche in das Negative maximal und betrachte dich dabei. Es wird sich auflösen, garantiert.

Es bedarf der Übung, aber ist sehr effektiv, große, negative Nebelfelder aufzulösen. Sehr hilfreich in Depression. Noch hilfreicher ist, hat man es im nicht ganz so schweren Stadium geübt.

Zur Erklärung, ganz kurz, du sollst ja verstehen, warum das passiert: Das „Schlechte" der Gefühle, sind nicht die Botschaften, die Nachrichten oder die Gedanken. **Das, was daran als so schlecht und „negativ" empfunden wird, sind die Ängste.** Sie liegen dahinter, sie lösen das aus. Ich schrieb weiter oben: Depression nutzt deine Ängste aus, betreibt und übertreibt sie.

Ängste nähren sich aus der Ungewissheit, aus dem, was sein könnte. Ist aber Gewissheit – egal wie gut oder schlecht sie ist – lösen sich die Ängste auf. Es kann nicht schlechter werden, keine weitere Befürchtung ist möglich. Es klingt wie ein Hütchenspielertrick, ist aber so. Die Psyche ist so konstruiert. Angst gibt es nur in Ungewissheit. Schaffst du dir Gewissheit, verschwindet die Angst, so mies die Gewissheit auch ist. So simpel und so schwer.

Wer an der Börse aktiv ist, kennt das. Nichts ist so schlimm für die Aktienkurse wie Ungewissheit. Verunsicherung lässt die Börse einbrechen. Sind die negativen Botschaften aber da und Gewissheit, steigen die Kurse, denn die Ungewissheit ist vorbei. Die Nachrichten sind schlecht, aber jeder weiß, aber jetzt weiß jeder wie schlecht sie sind, alles ist gut. Ungewissheit macht Angst und Angst lähmt.

Versuche es. Übertreibe, wenn es dir zu viel ist, dann löst es sich auf. Es lohnt sich.

Der Depressive kann im Negativen gefangen nicht positiv sein. Unmöglich, denn er soll es nicht sein. Das Unterbewusstsein lässt das nicht zu. Also übertreibe das Negative in Gedanken, am Ende lockt der Frieden. – Wenn du dich dabei betrachtest!

D.4. Persönliche Verluste

Noch ein paar Sätze zu Verlusten. Besonders persönliche Verluste sind geeignet depressive Gedanken anzuschieben. Es ist einfach traurig, wenn etwas verloren geht, sei es eine Beziehung, ein Mensch, ein Gegenstand oder irgendetwas von Bedeutung für dich.

Auch da, in diesem Fall, ja besonders in diesem Fall, stelle  dich auf deine Bühne und betrachte dich und deine Gefühle und Gedanken. Betrachte, was vor sich geht, und werte es nicht!

Schwierig einen Verlust nicht zu werten, ich weiß.

Ja, du scheinst jetzt ärmer. Du hast etwas verloren, deine Situation ist nicht mehr so schön wie zuvor. Vielleicht hast du einen wertvollen Menschen aus deinem Umkreis verloren oder eine Beziehung ist in die Brüche gegangen. Dein Leben scheint schlechter zu sein jetzt ohne, und hey, ja, das kann wirklich sein.

Sätze, wie „alles ist nicht so schlimm", bringen besonders den Depressiven nicht weiter, denn er erlebt es schlimm. Es ist so. Er wird tiefer in seine negativen Gefühle gedrückt. Das zu leugnen wäre einfach gelogen.

Auch das, schaue dir das an. Schaue dir an, was das mit 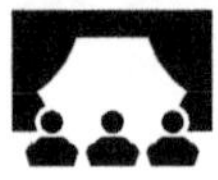 dir macht. Lasse das Gefühl zu. Es bringt dir nichts, das wegzudrücken, denn es kommt wieder zurück. Der Verlust ist da.

Aber es gibt einen anderen Gedanken und der ist ideal geeignet, ihn auf deiner Bühne entstehen zu lassen:

Jeder Verlust bedeutet, da ist jetzt neuer Platz. Da ist neuer Raum, der gefüllt werden kann.
Das soll kein Trostpreis sein, darum geht es nicht. Stelle dir vor, was neuer Raum für dich bedeutet oder bedeuten kann. Bei allem Elend und vermeintlicher „Unersetzbarkeit" des Verlustes, da ist neuer Raum, Platz für Neues und das ist nicht wenig.

Den wenigsten ist klar, wie begrenzt ihre Ressourcen sind. Man hat nur endlich viel Zeit, endlich viel emotionale Kapazität, endlich viele Möglichkeiten. Ein Verlust bedeutet immer, dass ein Platz frei wird, der sich neu füllen kann.
Das klingt wie die Vorlage einer Predigt, aber ist eine wichtige Erkenntnis.
Erinnere dich an Shiva, den indischen Gott. Shiva ist der Gott des Erschaffens und der Zerstörung. Der Kehrwert des „Erschaffens" ist die „Zerstörung". Es ist immer beides und das gilt auch hier. Du verlierst etwas und gewinnst neuen Raum.

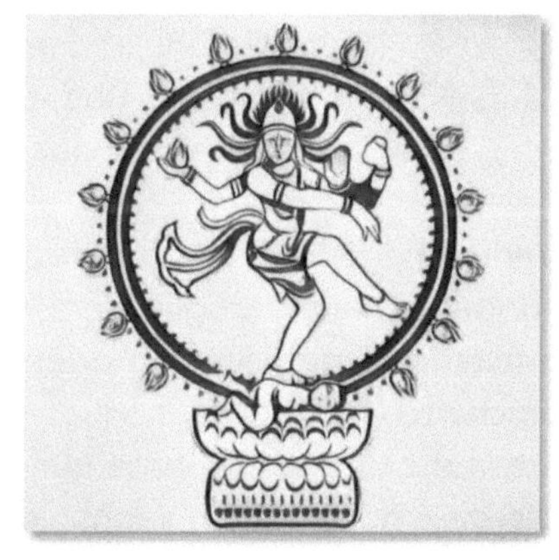

Du bist in deinem Leben und da ist – egal wie trist und kahl es dir erscheint – vieles bereits installiert und im übertragenen Sinne bebaut. Stellt man sich sein Leben wie eine Stadt vor, mit all seinen Beziehungen, Verpflichtungen und Verbindungen (Straßen), dann ist Neues nur möglich, wenn Altes abgerissen wird. Dein

Leben ist installiert, respektive alle Flächen sind bebaut. Ein Umbau, etwas Neues bedarf zuvor der Zerstörung. Verlust ist Zerstörung. Ja, du brauchst Zerstörung, auch wenn diese (dein Verlust), dir sehr ungelegen kommt.

Ohne Zerstörung, kein Raum für Neues!

Visualisiere dir diesen neuen Raum auf deiner Bühne. Das Beispiel dir dein Leben wie eine Stadt zu visualisieren ist nicht schlecht. So du gutes räumliches Vorstellungsvermögen hast, versuche es. Bist du ein musikalischer Mensch, stelle dir Musik vor und dein Verlust ist Stille, Raum für ein neues Stück.

Mache es wie zuvor in der Übung, gehe hinein in das Gefühl, in dein Theaterstück, richte dich ein wenig auf und atme tief ein und aus und betrachte es. Schaue es dir an.

Verlust bedeutet Platz für Neues. Das ist kein Trostpreis, sondern neue Möglichkeit. Ein neuer Bauplatz ist entstanden, auf dem du oder dein Leben etwas Neues erschaffen kannst.

Denn du kannst es. Gerne nur suggeriert die Depression dir, dass du das nicht kannst, dass du hilflos bist und dir das nie gelingen wird, denn der Verlust ist unwiederbringlich. Leider. Aber du hast etwas verloren und gewonnen – gleichzeitig. Es fühlt sich nicht gut an, ja, das kann sein. Die Depression lähmt dich mit Angst vor dem neuen Raum, damit du nicht ins Handeln kommst. Schau es dir an. Betrachte deinen Verlust und den neuen Platz auf deiner Bühne. Betrachte die Chance. Das Leben hat mit dem Verlust für dich aufgeräumt.

Depression nutzt die Angst vor Neuem für deine Lähmung. Du sollst die Chance nicht sehen! Es ist ihr Ziel!

DU HAST ANGST VOR DEM NEUEM RAUM, dass du ihn neu füllen musst. Die Chance kannst du aber nicht sehen, denn du bist depressiv.
Die Depression wird nicht durch den Verlust ausgelöst. Depression ist viel größer, war längst als Struktur in dir installiert. Sie nutzt den Verlust und die Ängste, um besonders wirksam zu werden!

Lasse dir keine Angst einjagen, dein Bild ist getrübt!

Ich weiß, das klingt ein wenig fatalistisch, es ist aber so. Bildlich gesprochen hat Shiva zugeschlagen und etwas zerstört, was du nicht zerstören wolltest. Er hat dir eine Aufgabe gestellt: Fülle den Raum. Gehe nach vorne!

Ende der Predigt.

D.5. Fazit der Alles-ist-Theater-Methode:

Die „Alles-ist-Theater-Methode" ist wichtig. Sie ist DIE Basis-Methode, dir die negativen Gefühle und Gedanken vom Leib zu halten oder sie abzuschwächen.
Vielleicht entdeckst du auch eine andere Methode, auf Distanz zu deinen Gefühlen zu gehen. Super, mach! Wichtig ist nur, einen Zustand oder Trick zu erreichen, dass diese negativen Gedanken oder Gefühle nicht mehr ganz so sehr deine sind.

Dieses „Distanzieren" negativer Gedanken und Gefühle ist der Königsweg deine Depression in den Griff zu bekommen.
Du kannst sie damit nicht auflösen, löschen oder „besiegen". Aber du kannst ihre negativen Effekte aushebeln. Mehr nicht. Aber das ist sehr viel!

- Sie ist ideal, negative Gedankenketten zu zerschlagen, denn sie lenkt dich ab. Mit etwas Übung wird dir diese Inszenierung klar, die Deine Depression da macht. Die Gefühle bleiben, aber nicht ganz so stark – sie sind nicht mehr „so sehr die deinen".
- Du kannst den Effekt mit Skepsis verstärken.
- Denke das Schlimmste hilft dir, sind die negativen Gefühle zu groß oder zu kompliziert

Das ist doch schon einmal was. Damit kannst du arbeiten. Ein wenig hast du jetzt gegen die „Und tue es wirklich!"

Depression in der Hand.

P.S.: Nachtrag zu der Methode „Alles-ist-Theater" – wundere dich nicht, wenn das bei dir nicht einfach so funktioniert. Mehrfach habe ich betont, diese Methode erfordert Übung, sehr viel Übung. Das kann man nicht einfach lernen, indem man sich eine halbe Stunde hinsetzt und das einmal ausprobiert.

Lass dich nicht frustrieren, dass du da keine Perfektion erreichst. Ich habe dich hier einen Pfad gezeigt, den schon sehr viele weise Männer und Frauen sehr mühsam gegangen sind. Es ist schwierig und erfordert langen Atem. Es ist ein langer Prozess und das Können wächst unmerklich heran. Aber die Methode wirkt von Anfang an und macht dich bewusster.

Es kostet nichts, du brauchst keine Vorbereitung, keinen stillen Ort der Meditation oder Sitzkissen. Überall und immer ist es möglich und da du als Depressiver eh die ganze Zeit die Gedanken kreisen lässt, dann mache es so. Mache es gezielt: Inszeniere deine Bühne und betrachte deine Gedanken. Es wird dich bewusster machen nach und nach. Nichts ist so mächtig wie „bewusst sein", nicht nur im Fall der Depression. Nichts wird deine Persönlichkeit mehr entwickeln als das.

180

Teil E: Hinein ins Handeln

In diesem Kapitel gehen wir noch einmal zurück und fühlen uns ein in die Depression. Wir schließen die Augen und tasten ab, wie das innerlich ist.

Wir widmen uns erneut dem Körpergefühl, denn das ist der Schlüssel. Der Körper löst die Depression aus, und der Geist betreibt sie.

Das ist wichtig zu verstehen: Depression ist beides: Körper und Geist – ich weiß, ich wiederhole mich, aber man vergisst es so schnell.
Wenn es Geist und Körper ist, dann muss man auch beides betrachten. Schauen wir, was im Körper passiert. Es ist viel verständlicher als die Vorgänge des Geistes, viel ersichtlicher und erschließbarer. Der Körper bietet den besseren Zugang.
Körper-fühlen ist ein guter Einstieg, auch, weil, die Depression einen Keil treibt zwischen Geist und Körpergefühl. Ganz oft weiß der Depressive nicht, wie sein Körper sich anfühlt, in welchem Zustand er ist. Er ist wie taub und alles ist mau und ohne Spannung. Das Körpergefühl des Depressiven wird weggeblendet, denn es ist auf Dauer nur schwer zu ertragen.

Aber jetzt, bewusst bitte! Wie mit einer Lupe betrachten wir eine typisch depressive Situation und versuchen zu

verstehen, was die Depression da macht. Das ist wichtig, denn dort ist der Schlüssel verborgen!
Dafür brauchst du keinen Therapeuten, du musst nur ganz genau hinschauen in Zeitlupe und mit Vergrößerungsglas. Wir gehen das jetzt einmal gemeinsam durch.
Ein Schlüssel zu sehr viel Erleichterung ist in sichtbaren – in fühlbaren - Vorgängen versteckt. Es liegt vor deinen Füßen, unmittelbar. Du musst nur hinschauen!

Nur leider sind die Sachen so klein, dass keiner sie ernst nimmt. Das klingt nach nix. Depression bekämpft man im Kleinen und das hier ... das hier ist so etwas. Es ist klein, aber mächtig, da es tausendfach durchgeführt mächtig wirkt.

Ich komponiere nun einmal einen typisch depressiven Moment. Es ist ein Beispiel und frei erfunden. Bei dir wird es anders sein, also tausche dein Beispiel gegen meines aus. Es geht um das Prinzip – und das ist immer gleich:

Ich sitze in der Küche, habe einen Kaffee getrunken, aber er belebt mich nicht. Im Gegenteil, ich sitze da und meine Gedanken kreisen. Außenstehenden nennen das gerne „Grübeln".
Ich müsste aufstehen. Erstens zum Briefkasten, denn ich erwarte dringende Post. Aber ich will nicht, es fällt mir so schwer. Die Küche müsste ich zweitens ein wenig aufräumen, auch das wäre nötig und ich müsste mich drittens langsam fertig machen, denn ich bin verabredet. Eine halbe Stunde ist es noch, noch genug Zeit habe ich, aber ich sitze da und in mir ist wieder diese Tristesse. Die

Zeit vergeht, Minuten ticken und meine Mundwinkel hängen, die Hände liegen kraftlos auf dem Tisch. Eine graue Wolke liegt um meinen Geist und ich verstehe nicht genau, was es ist, was es tut, warum sie ist, doch wie sie wirkt, das bemerke ich: Kraftlos sitze ich auf meinem Stuhl und meine Stimmung ist anthrazit.

Was da innen passiert, sieht von außen nach nichts aus. In Wahrheit ziehen die Gedanken immer neue Kreise auf Hochtouren. Es ist eine anstrengende Hochleistung! Gedanken und Gefühle drehen sich, ändern immer wieder die Richtung und Thema. Ich werde in einem anderen Band dieser Ratgeberreihe im Detail darauf eingehen, was da genau passiert.

Was da passiert, wird von der Depression betrieben. Ihr Ziel ist die Lähmung und sie hält den Geist beschäftigt in einer Art, die den Körper lähmt.

Wie er das macht, wie ganz genau, spielt jetzt einmal keine Rolle, das ist ein anderes Thema. Später mehr davon, denn das lenkt nur ab.

Wir wollen uns hier dem Körper widmen, dem Effekt und was gleich passieren wird. Schauen wir genau hin:

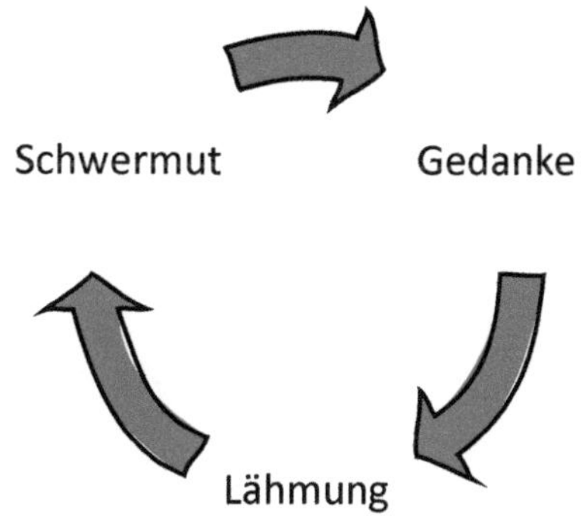

Gedanke – Lähmung – Schwermut!

Das ist die Kette, der Ablauf, der in Wahrheit ein Kreis ist. Das hier passiert, während ich da so passiv sitze.

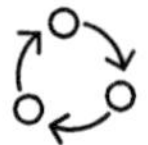

Neuer Gedanke – weitere Lähmung – weitere Schwermut

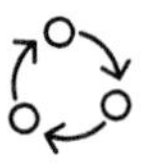

Neuer Gedanke – weitere Lähmung – weiterer Schwermut und immer so fort.

Hin und wieder flackert die Erkenntnis auf: Ich müsste handeln, ich habe zu tun. Konjunktiv, es sollte, aber es passiert nichts, denn ich bleibe in meiner Schwermut sitzen. Ja, ich müsste zum Briefkasten und die Küche und ach, ach ... mich fertig machen, aber die Motivation reicht nicht aus. Ich bin gefangen im Spannungsfeld von „ich müsste handeln" und „da sind diese Gedanken" und die halten mich mit einer merkwürdigen Verführung fest.

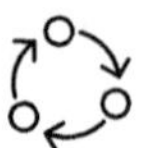

Ein neuer Gedanke – neue Lähmung – Nachschub an Schwermut

Und wieder ...

Wieder flackert die Erkenntnis auf: Ich müsste handeln. Aber wieder ... die Motivation reicht noch nicht aus, doch ich verspüre bereits einen gewissen Druck, eine Viertelstunde ist bereits vergangen. Langsam

wird die Zeit knapp. Da entsteht ein Druck in mir und der fühlt sich nicht gut an, aber er schiebt mich, er schiebt und schiebt gegen meine Schwermut. Es baut sich ein Gegengewicht auf. Zeitdruck presst gegen Schwermut. Aber mein Atem geht flach und ich sitze da, nichts ändert sich.

Neue Runde:

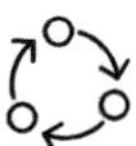

Neuer Gedanke – neue Lähmung – neue Schwermut

Zwanzig Minuten sind vergangen, jetzt wird es wirklich Zeit, jetzt muss ich los, schnell zum Briefkasten, nun aber flott!

Vorsicht! Jetzt wird es wichtig! Genau hinschauen und den inneren Vorgang betrachten:

Da ist dieser Druck – ich muss los, es drängt jetzt, die Zeit läuft mir weg. Andererseits ist da diese Tristesse und Trauer, hält alles fest wie in einer trüben, zähen Sauce. Sie ist ein Gegengewicht zum äußeren Druck. Ich komme nicht in Bewegung, denn es ist noch nicht die richtige Zeit. Noch nicht, es reicht noch nicht so ganz. Und dann endlich passiert etwas. Der Druck ist zu groß, zu viel: Mein Atem wechselt von flach zu tief. Da ist ein kurzer Moment. Für eine Viertelsekunde stehen meine Gedanken, dann ein tiefer Atemzug.

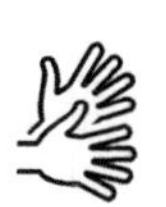

Mein Brustkorb hebt sich, Luft strömt durch meine Nasenlöcher und ich richte mich ein wenig auf. Dann halte ich die

Luft an, belasse sie in der Lunge und hebe die Hände. Mein Körper nimmt Schwung, holt ein wenig aus und ... meine Hände kommen in Bewegung und es ist entschieden: ich stehe auf und noch gegen einen geringen Widerstand komme ich in Bewegung.

Schwer liegt da noch dieses Gefühl auf mir ... zum Briefkasten, okay, dann zum Briefkasten halt ... fühle ich und füge ich mich. Ich lasse den Atem los, ein lautloser Seufzer – der in Wahrheit ein Ausatmen ist und ich mache die ersten Schritte.

Fade liegt Geschmack in meinem Mund, während ich die Küche kreuze. Ja, beinahe wütend öffne ich die Küchentüre und ab durch den Flur. Da ist ein wenig Ärger in mir, dass ich so lange am Tisch gesessen bin unbewegt. Jetzt habe ich es eilig und die Zeit reicht kaum noch. Zu dumm das alles.

Durch die Haustüre – Briefkasten ich komme – und meine Schritte sind schon anständig schnell.

Zwar ist da noch immer diese Schwere in mir, diese graue Wolke der Tristesse und Unzufriedenheit – aber ich bewege mich! Ich bewege mich sogar erstaunlich gut. Viel lockerer ist es jetzt und sogar ein wenig Spannung haben meine Muskeln. Es ist noch kein Elan, aber immerhin. Es funktioniert, was zwei Minuten zuvor auf dem Stuhl sitzend noch unmöglich schien.

Stoppen wir mit der Beschreibung an dieser Stelle. All diese Prozesse, dieses Körperliche, was da passiert, geschieht in der Regel unbewusst. Darauf achtet man nicht.

Ich habe das hier einmal als Beispiel skizziert. Mag sein, dass es bei dir anders abläuft. Vielleicht hast du keine

Küche, vielleicht ist deine Depression nicht der Art, dass du müde auf einem Stuhl sitzt für Minuten. Vielleicht bist du ein histrionischer Charakter oder ein Dramatiker und das sieht anders bei dir aus. Das mag alles sein. Depression ist bei jedem anders, aber vergleichbare Situationen gibt es bei dir, hundertfach, garantiert. Du hast deine private Variante.

Da ist eine Tristesse, eine Lähmung, alles ist schwer und geht nicht voran. Es wird „etwas" gestaut, ein Gegengewicht zu den lähmenden Faktoren aufgebaut und der KÖRPER ERLÖST DIE SITUATION.

DER KÖRPER! DER KÖRPER ERLÖST!

Nicht der Gedanke! Der Körper!

Ich wiederhole jetzt einmal die Piktogramme in der Abfolge des Textes, damit das klar wird:

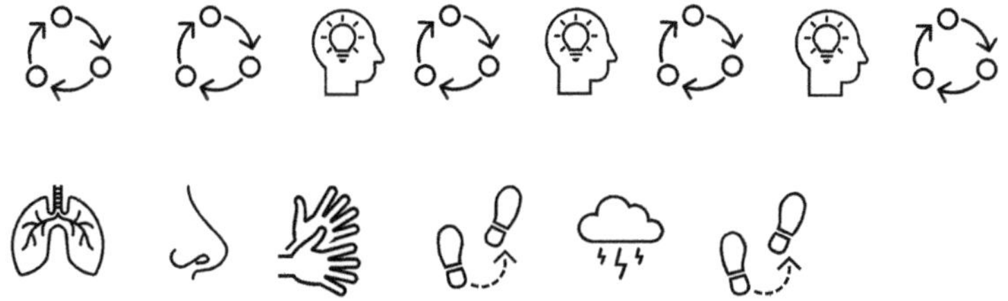

Ich hoffe schwer, die Piktogramme sind selbsterklärend. Erst als der Körper – die Lunge – ins Spiel kommt und dann die anderen Körperteile, kommt Bewegung ins Spiel. Vorher nicht. Denken löst keine Bewegung aus!

Der Körper löst die Denkspiralen auf, nicht die Gedanken!

Achte einmal darauf. Versuche dich zu erinnern, nehme dir die Zeit, denn das ist wichtig! Setze dich hin und betrachte so genau, wie es dir möglich ist. Nimm wahr, was dein Körper tut, wenn du aus depressiver Hemmung in „Handeln" übergehst.

Was macht dein Körper?!?

In der Regel genau das: ein tiefer(en) Atemzug, Schultern anspannen, leichtes aufrichten, Atem anhalten, Schwung holen und aufstehen oder welche Handlung auch immer wird eingeleitet.
Schwermut drückt noch, Lähmung hemmt noch, doch mit jeder weiteren Bewegung, mit jedem weiteren kleinen Schritt weicht sie zurück. Beim Ausatmen handelst du bereits.
Nicht selten kommt es zu einer kleinen Aggression, gleich hinter dem zweiten oder dritten Atemzug. Wut erscheint, streift ein wenig die Oberfläche, gerne auch auf ein anderes Ziel gerichtet. Meistens ärgert man sich über sich selbst.

In der Summe ist es ein Befreiungsschlag auf niedrigem Niveau. Nein, falsch, kein Befreiungsschlag, es ist ein Befreiungsatmer!

Du hast dich freigeatmet!

Im Depressiven ist der Atem immer flach. Die Atemzüge sind – im Extremfall – kaum spürbar. Nicht nennenswert hebt und senkt sich der Brustkorb unter Depression.
Wird die depressive Stimmung unterbrochen, hebt sich der Atem. Er wird tiefer. So fühlt sich das an.
In Wahrheit ist es umgekehrt. Der Atem wird tiefer und die Stimmung hebt sich, handeln wird möglich.

Nochmal:

DIE ATMUNG WIRD TIEFER UND HANDELN WIRD MÖGLICH!

Es ist genau diese Reihenfolge! Atmung > Handlung

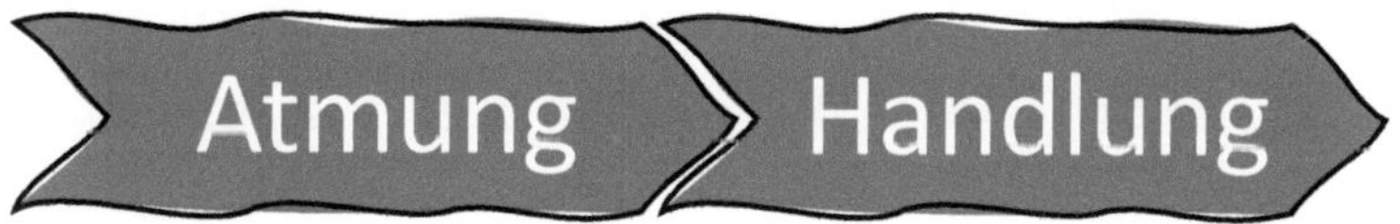

Glaubst du das nicht? Dann setze dich hin und beobachte dich. Sei ruhig skeptisch, das ist voll in Ordnung. Ich will dir hier keinen vom Pferd erzählen, erfahre es selbst. Betrachte, wie es bei dir passiert. Schaue mit der Lupe hin. Es ist bei jedem ein wenig anders, aber ich wette einen Kasten Bier deiner Lieblingssorte: Dein Atem vertieft sich, bevor du ins Handeln kommst.

Vor dem Entschluss zu handeln, holst du Luft! Davor! Denn – dein Körper regiert und deine Gedanken reagieren!

> *Dein Körper regiert,*
> *deine Gedanken reagieren!*

Wir denken immer, das sei andersherum, stimmt aber nicht und schaut man genau hin, kann man es sehen.

Dein Körper ist älter als dein Bewusstsein. Dein Körper ist eng mit deinem Unterbewusstsein verflochten. Die beiden sind ein Team. Wenn das Unterbewusstsein zur Handlung bereit ist, meldet es an den Körper „jetzt geht es los" und der holt tief Luft. Das ist ein Zeitpunkt, da weiß dein Bewusstsein noch gar nichts von dem Entschluss. Schau es dir an, wenn du skeptisch bist. Es ist so!

Der Atem geht der Entscheidung voraus. Diese Reihenfolge!

Zum Spaß kannst du es ja einmal anders versuchen: Versuche einmal eine Entscheidung zu fällen, ohne den Atem zu heben. Betrachte es als Experiment. Es kann etwas ganz Kleines sein, eine klitzekleine Entscheidung in Handlung.
Sagen wir, du sitzt am Tisch und greifst zu deiner Tasse. Mach mal. Und wenn da keine Tasse ist, nimm irgendetwas anderes. Achte auf deinen Körper bei der

Entscheidung. – Hast du es bemerkt? Bevor sie gefällt wird, hat dein Atem reagiert. Es war nur minimal, aber es war!

Du kannst dich ja mal auf einen gleichmäßigen Atem konzentrieren und dann eine Entscheidung versuchen. Viel Spaß. Du musst aktiv die Luft anhalten und dich zu der Handlung nötigen. Das ist nicht einfach. Probiere es einmal aus.

Es ist schon verrückt. Da lebt man und atmet so oft und das täglich und hat die einfachsten Zusammenhänge des Daseins nicht verstanden. Ich weiß, ich habe mir auch die Augen gerieben, als ich es kapiert habe.

Atmung und Entscheidung, gehören zusammen!

Und zur Atmung gehört, dass sich dein Brustkorb weitet, dass du die Schultern spannst, den Rücken durchdrückst und – oft nicht immer – das Kinn ein wenig hebst.

Es ist eine kleine, fließende Bewegung und bleibt meist unbemerkt.

Das alles gehört zusammen.

Und das benutzen wir jetzt! Damit leiten wir Entscheidungen ein. Genau diese Beobachtung kannst du benutzen, um in Zukunft in Handlung zu kommen.

Ich rede hier von den kleinen Entscheidungen! Fuß vom Tisch oder nicht; Aufstehen oder nicht; Rechts oder links; Briefkasten oder sitzen!

Es geht hier nicht um die großen Entscheidungen, Heirat, Hauskauf, mit oder ohne Kondom.

Nein, das Kleine! Depression bekämpft man im Kleinen und das hier ist winzig – aber entscheidend. Es ist ein kleines Tool, ein kleiner Trick, mit dem du leichter aus der Lähmung der Depression in die Handlung gelangen kannst.

Du leitest eine Handlung ein, indem du einen tiefen Atemzug machst. Du hilfst deinem Körper eine Entscheidung zu fällen. Du gibst deinem Unterbewusstsein einen kleinen Schups.

Aufrichten, anspannen, Kinn heben, Rücken gerade.

Und das üben wir jetzt, ganz trocken, ohne Thema. Nimm dir fünf Minuten dafür.

Der Ablauf ist folgender:

Zehn flache Atemzüge bei hängenden Schultern, spannungslosem Körper. Flach und gleichmäßig bei traurigem Gesicht. Das depressive Ausgangsszenario.

Danach der Wechsel in die Aktion, heraus aus der Depression. Aufrichten, einatmen, Schultern zurück, Atem festhalten, aufstehen, jetzt ausatmen, zwei Schritte machen.

Wir mache es der Natur einfach nach.

Bitte – ich weiß, es klingt albern – aber es ist wichtig! Man muss diese dümmlichen Gesten machen, damit die Wirkung eintritt. Der Körper muss es erfahren. Du musst an den Körperspeicher heran und dafür musst du körperlich sein. Hier sitzen und in diesem Büchlein lesen Seite um Seite, reicht nicht aus, denn das Problem sitzt nicht im Kopf. Es ist körperlich und der Körper kann keine Buchstaben verstehen!

Denken kannst du super, stundenlang und in perfekten Kreisen. Längst bewiesen. Was es braucht, was du brauchst, ist den Schups in die Entscheidung, in das Handeln – DAS VERLASSEN DES GEDANKENKREISES!

Ich werde im Band noch beschreiben, dass der Gedankenkreis in Wahrheit eine „Angstmach-maschine" ist. Du wechselst in dieser Übung deinen Atem von Angst in den Handlungsmodus. Aber ich spoilere hier.

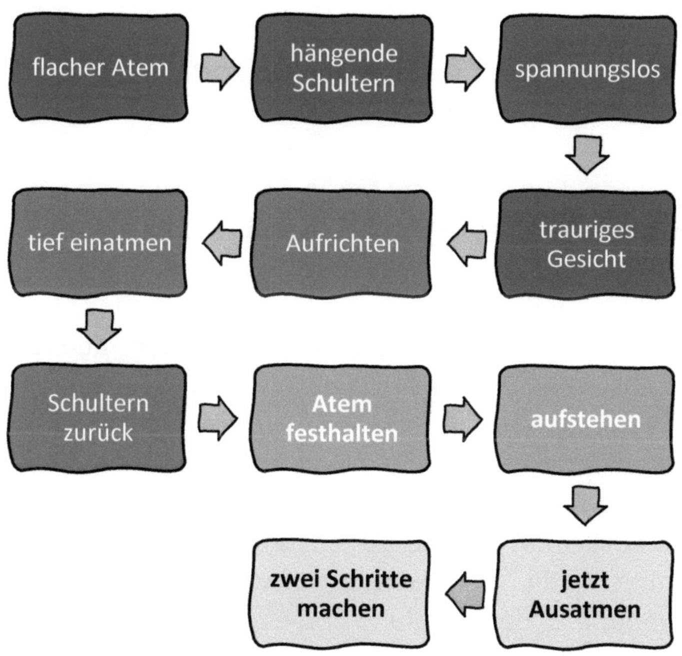

Also, nochmal:

Zehn Mal flach atmen und dich auf depressive Atmung einschwingen, traurig schauen und damit traurig sein. Aufrichten, tief einatmen, Brust weitet sich, Oberkörper richtet sich auf, Schultern zurück, Atem festhalten und aufstehen. Ausatmen erst jetzt. Und zwei Schritte machen.

Übung vorbei. Und nochmal.

Du darfst ruhig übertreiben und es darf albern aussehen. Spiel mal Theater mit vollem Körpereinsatz. Du bekämpfst hier deine Depression, da darf alles sein, egal, wie bekloppt es aussieht.

Übe es stur. Übe es immer wieder. Es kostet nicht viel. Übe den Bewegungsablauf.

Und wenn du das nächste Mal in deiner Tristesse sitzt und etwas tun müsstest – eigentlich – aber du hängst zu tief in deiner Tinte, dann ... weißt du, was du zu tun hast.

Atemzug, aufrichten, Schultern nach hinten, aufstehen und ausatmen. Zwei Schritte nach vorne.

Dann bist du in Bewegung und es wird dir viel leichter fallen, egal was es ist. Die „Sache" kommt ins Rollen, denn dein Körper hat sich aus der Erstarrung gelöst.
Natürlich hält das nicht ewig vor, aber du bist in Bewegung, in der Handlung und es fällt erstaunlich leicht. Diese „Anfangslähmung", dieses in Lähmung sinnlos gefangen sein, ist eines der größten Probleme des

Depressiven (in mittelschwerer Depression). So machst du es dir leicht. Du nutzt deinen Körperspeicher, dort, wo die Depression verortet ist, und suggerierst ihm mit tiefem Atemzug, dass der Druck so groß sei, dass es Zeit für die Entscheidung ist.

Stelle dir einmal vor, dieser einfache Trick würde dir helfen! Das wäre ja ein Ding.

Er hilft! Versprochen!

Zusammenfassung

Bei der Vorstellung dieser Handvoll Übungen will ich es einstweilen belassen. Das ist eh schon viel zu viel und muss verdaut werden.

Was ich hier so locker in einem Büchlein zusammengefasst habe an Tricks und Ideen, habe ich mir über viele Jahre erarbeitet. Das hat hohe Dichte und solltest du den Eindruck haben: „Hey, da ist das eine oder andere dabei; das finde ich gut; das könnte mir helfen", dann musst du das erst einmal implementieren.

Ich könnte immer weiter neue Ideen vorstellen über hunderte Seiten, das hier ist nur der Anfang des Anfangs, aber das wäre zu viel. Viel zu viel!

„Und tue es wirklich!"

Du musst dies hier zunächst üben, denn das ist die Basis. Du musst es machen — und in deine normalen Abläufe integrieren. Denn das braucht es, dafür sind diese Übungen da.

Das klingt zwar zunächst viel und einiges auch verschroben, aber baut man es in sein Leben ein, in seine Denke, in seine Abläufe, verschwinden diese Tricks, denn sie sind klein. Aber sie helfen. Sie sind – mindestens – eine Art Notfallbesteck in der Depression. Sie unterstützen dich, deine Depression zu verstehen und nicht mehr ganz so hilflos zu sein.

Die kommenden Ratgeber dieser Reihe bauen auf diesen Techniken auf und verfeinern sie.

Meine hier dargestellte Sicht auf Depression ist ja ein wenig ungewöhnlich, die Perspektive eine andere als üblich. Das muss man zunächst mit seiner eigenen Erfahrungswelt abgleichen.

Ist das so, oder spinnt der Paul? Ich bitte dringend darum meine Sicht kritisch zu betrachten. Ich habe nicht die Weisheit mit großem Löffel gefressen, wie ich Depression hier darstelle, ist meine Erklärungswelt. Es gibt noch andere, bestimmt bessere Ideen von Depression. Aber ich weiß, dass meine vielen sehr eingängig ist und von aufgeklärten klinischen Sichten nicht so weit entfernt ist. Auch die Medizin ist sich in der Sicht auf die Depression nicht immer einig. Im Gegenteil.

Ich habe dich dringend ermuntert, „Und tue es wirklich!“ die Übungen nachzuvollziehen, mitzumachen! Es sind erste Methoden, die Depression zu verstehen, sich bewusster zu machen und nicht mehr ganz so ohnmächtig zu sein. Auch ist da schon ein wenig Weiterentwicklung, denn Ideen aus dem ersten Band – „Immer nach vorne!“ – habe ich hier weiterentwickelt.

Mehr ist es nicht. Es ist keine Lösung von Depression, erst recht keine Erlösung. Es sind nur Hilfen, Angebote von mir, die je nach Konstellation bei dir funktionieren können, oder auch nicht.

Dieser Ratgeber ist ja in einem besonderen Stil geschrieben, verbindlich, aber doch locker im Ton. Vielleicht gefällt dir das nicht und ist dir zu „flapsig“ oder

unsauber. So das so ist, tut es mir leid. Ich möchte auf diese Weise die Depressiven erreichen, nicht zu steif, sondern eingängig, mit schwungvollen Zeilen. Es soll ein wenig Emotion in den Seiten schwingen, denn Emotion kann der Depressive gut gebrauchen. Er fühlt nicht so viel davon in seiner trist gedämpften Welt.
Diese Art zu schreiben ist angreifbar. Das kann man berechtigt kritisieren, aber ich bleibe dabei, bin mir sicher, dass ich die Menschen besser erreiche als mit einem hochsachlichen Schreibstil gespickt mit Fremdwörtern und Amtsdeutsch.

So, rekapitulieren wir einmal: Was haben wir in diesem Band besprochen. Ich schreibe einmal „wir", als hättest du tatsächlich vollständig kooperiert mit meinen Vorschlägen, einverstanden?

Teil A:

Wir haben dieses alberne Schildchen aufgestellt und die Depression anvisiert.
Du hast anerkannt: „Ja, die Depression hat Macht über mich. Sie ist ernst zu nehmen und sie ist ein Teil von mir. Ich betreibe sie."

Und weiter:

„Ich muss die Verantwortung für die Depression übernehmen. Nicht für das, was sie anrichtet, aber ich bin in Verantwortung dafür, mich um sie zu kümmern. Ich bin nicht nur Opfer meiner Depression, ich bin auch der Täter, denn sie ist meine. Ich erzeuge sie, auch, wenn ich sie nicht haben will."

Und noch weiter:

„Mit dieser Übernahme der Verantwortung stehe ich in der Verpflichtung, sie zu verändern. Ich Ruhe mich nicht aus, bleibe mit Ausreden auf der Stelle stehen wie: Es sei alles nicht so schlimm, es gehe vorbei oder andere hätten es schwerer. Ich erkenne an: Das ist Grütze und nur ein Versuch meines Unterbewusstseins, dass ich passiv bleibe.
Depression ist immer schlimm, auch bei mir und ich kümmere mich."

Zum Beispiel, indem du die Methoden dieser Buchreihe ernst nimmst und ausprobierst. Oder andere Methoden. Oder in Therapie gehst – besonders das.
Du bist es dir und deinem Umfeld, deinen Lieben schuldig, dich um deine Depression zu kümmern. Nichts tun, gilt nicht und ist feige!

Nicht zu wollen ist feige. Nicht zu können, kann passieren, aber nicht können zu wollen, ist Feigheit, oder Faulheit … oder … kurzum keine Entschuldigung.

Teil B:

Du hast deine Depression in deinem Körper gefühlt. Du hast betrachtet, sie sie sich anfühlt und wo sie wirkt.
Damit überbrückst du die Spaltung zwischen Körper und Geist und schulst dich auf deinen Körper zu achten. Die

Depression treibt einen Keil zwischen Körper und Psyche und du bist aktiv dagegen angegangen, hast die Aufmerksamkeit deiner Psyche auf den Körper gelegt.
Du hast die Rückkopplung verstanden, dass die Haltung des Körpers die Haltung des Geistes ausdrückt, aber auch umgekehrt: Die Haltung des Körpers bewegt den Geist.

Einfühlen – aufrichten – atmen – Kinn heben

So bist du aufgestanden gegen die Depression. Wenn sie auftritt, kannst du dich mittels deines Körpers ein wenig anheben und der Tristesse der Depression entheben. Ein klein wenig gelingt dir das. Im Alltag integriert, hast du eine kleine Waffe gegen die Tristesse und Ödnis, dieses „Maschine" Depression, die dich lähmen will.

Du machst damit die Erfahrung: „Ich bin nicht ganz so hilflos. Ich kann meinen Körper benutzen, mich „anzuheben"".

Rückblende zu Band 1:

Wir haben uns zurückbesonnen, was im ersten Band der Reihe – „Immer nach vorne!" – angeboten wurde.
Die Strategien für den Fall der akuten Depression sind nicht vergessen.

- Nach vorne fallen lassen - in Bewegung kommen
- Innehalten – bewusst machen was ist
- Aufgaben zersplittern und immer in die Handlung – Bewegung der Bewegung willen

Das sind die Basics und die kann ich in der Not benutzen, sind einfach und immer zur Hand.

Teil C:

Wir haben gelernt, dass Aggression und Depression Antagonisten sind. Aggression ist nicht böse oder groß oder grundsätzlich zerstörerisch. Aggression bedeutet, dass Energie nach außen gerichtet wird.

Fließt die Energie immer nach innen, ist es depressiv. Depression ist immer Rückzug, immer nach hinten.

Es ist wichtig, dem Unterbewusstsein zu vermitteln, dass Energie auch nach außen geleitet werden DARF! Es muss sich sicher darin fühlen, sich zutrauen, Aggression möglich zu machen und die Dosis können. Kann sie das nicht, hat das Unterbewusstsein keine Option für Depression. Es muss Vertrauen in die aggressive Richtung haben und wissen, dass nichts Schlimmes passiert.

Das muss man üben. Körperlich!

- Dafür hast du gegen einen Karton getreten – ein symbolisches Hindernis aus dem Weg geräumt.
- Du hast deine Aggression in ein Kissen laufen lassen und gesehen, dass du Aggression kannst, dass sie fließen kann und darf.
- An Doppelendball oder mit Ausdauersport/Yoga das Halten der Aggression geübt.

Der Umgang mit Aggression erfordert vier Fertigkeiten:

1. die Richtung – dass du die Energie nach außen leiten kannst;
2. die Dosierung – Menge und das Ziel müssen stimmen, damit sie nicht zerstörerisch wird;
3. Halten können – du musst die Aggression aufrechterhalten können, bis sie ausgelebt ist;
4. du musst sie kontrollieren können – das kannst du perfekt, denn du bist ein Depressiver. Das musst du nicht üben.

Die ersten drei Richtung/Dosierung/Haltung musst du aber trainieren. Achte darauf. Ohne den geschulten Umgang mit Aggression ist Bewältigung der Depression nicht möglich! Ohne Alternative kann dein Unterbewusstsein nicht anders als depressiv sein!

Verstehe das! Es ist existenziell! Nicht anders möglich! Hier wurden dir Übungen dafür vorgestellt.

Teil D:

In der Alles-ist-Theater-Methode hast du eine Technik erlernt, zu deinen Gedanken und Gefühlen auf Distanz zu gehen und sie ohne Wertung zu betrachten.

Du hast dir ein Theater „erschaffen", auf dem du dich als Zuschauer betrachten kannst.

Was ich beobachten kann, bin ich nicht!

Wenn ich meine Gefühle betrachten kann, kann ich das Gefühl nicht sein!

Wenn ich auf der Tribüne meines Theaters, meiner Aufführung sitze, kann ich nicht der Darsteller sein.

Diese alte Wahrheit versetzt dich in die Lage, dass du nicht mehr so sehr in der Depression und seinen Gefühlen verhaftet bist. Du kannst dich zeitweilig davon (ein wenig befreien) und bekommst mehr emotionalen Spielraum.

Dieses Spiel in deinem „Theater" ist mit etwas Übung gut geeignet:
- negative Gedankenketten zu zerschlagen
- dein eigener Skeptiker zu sein und deine negativen Ideen zu relativieren und damit abzuschwächen.
- Alles Schlimme so sehr zu übertreiben (dramatisieren), bis du keine Angst mehr hast, da es schlimmer nicht mehr kommen kann.
- du kannst persönliche Verluste als das betrachten, was sie sind: schmerzhaft, eine Leere, manchmal auch eine Lehre und auf jeden Fall neu entstandener Raum für neue Möglichkeiten. Alles Erschaffen erfordert zunächst Zerstörung und dein Verlust ist Teil eines Kreislaufs.

Und du hast verstanden und anerkannt, dass die „Alles-ist-Theater-Methode" kräftig der Übung bedarf, denn sie ist schwierig. Sie ist eine Methode der Meditation, die langen Atem erfordert. Ihr großes Plus aber ist: Sie wirkt sofort, ab dem ersten Augenblick, nur noch nicht perfekt.

Teil E:

Mit „Hinein ins Handeln" haben wir uns im Detail angeschaut, wie der Übergang von depressivem Stillstand in Handlung abläuft. Wie reagiert der Körper? Er läuft dem Bewusstsein voraus. Als Komplize des Unterbewusstseins bereits informiert, reagiert er, bevor im Bewusstsein bewusst entschieden wird.

Einatmen – aufrichten - Kinn anheben - Luft anhalten, aufstehen – ausatmen - handeln

Wir nutzen den körperlichen Effekt, den jede Entscheidung nach vorne begleitet, indem wir dem Unterbewusstsein bewusst eine Brücke bauen.
Wir üben diesen kleinen Bewegungsablauf und benutzen ihn, um in Handlung zu kommen, die Trägheit zu verlassen.

Diese Methode E ist eine Erweiterung der Methode der Methode B. Auch hier fühlst du in deinen Körper und richtest dich auf aus Depressivem, aber darüber hinaus „kippst" du hier in das Handeln. Du instrumentalisierst deinen Körper, um deinen Geist zu Handlung zu veranlassen. Du setzt dich in Bewegung und nutzt den Schwung. Bewusst setzt du den Atem ein und atmest dich frei. So verlässt du die träge Molasse des Depressiven.

Unterbewusstsein und Körper sind eng vernetzt und diese Botschaft wird verstanden. Das Unterbewusstsein fühlt sich sicher, denn die Entscheidung ist klein und nichts ist zu befürchten. Angestoßen, ja angeschupst vom Körper, fällt die Handlung (relativ) leicht.

Alle diese Methoden und Übungen sind im Kleinen. Genau wie der Titel dieses Bandes nennt: Depression bekämpft man im Kleinen.

Betrachtet man jetzt all diese Seiten, ist es doch schon ganz schön viel. Es addiert sich. Es sind kleine Methoden, kleine Hilfen, die gegen den Titan Depression helfen, bewusstmachen, stärken.

Und nebenbei wurde in diesem Büchlein eine – vielleicht alternative – Idee von Depression vermittelt. Oder zumindest angerissen, denn Teile wurden noch nicht angesprochen.

Depression ist keine Krankheit im Sinne einer Störung oder zerstörten Einheit oder Funktion. Depression ist ein Modus.
Das Unterbewusstsein betreibt Depression aktiv und will den Delinquenten lähmen. Der Depressive soll nicht handeln und weit im Vorfeld von bestimmten Handlungen abgehalten werden, die das Unterbewusstsein für gefährlich hält.
Was für gefährlich gehalten wird oder sein könnte, wurde bisher nicht besprochen.
Depression verfügt über ein ganzes Arsenal an Mechanismen, um die Lähmung zu erreichen. Hier in diesem Band wurde angesprochen:

- Die **Verdrängung**/Ausblendung. Bestimmte Teile werden nicht wahrgenommen oder werden schlichtweg ignoriert und stehen als Information so nicht zur Verfügung.
- Die Erregungsspitzen werden **gedämpft**. Schönes nicht mehr so schön, Schlimmes nicht mehr so schlimm. Das dämpft die Motivation ins Handeln zu kommen.
- **Euphorie** ist nicht fühlbar – was jedwede Motivation zu Handeln torpediert, denn Handeln erfordert Anreiz.
- **Erwartungen** werden gedämpft – und machen den Depressiven mutlos.
- Depression baut **negative Gedankenkreise** auf, die vom Handel ablenken und immer neu Lähmung erzeugen. Sie halten den Depressiven „im Kopf" und erzeugen Kaskaden immer neuer Ängste, die in der Summe lähmen.

Auch ist Depression **viel größer** als nur dieser gefühlte Teil von Tristesse, Trauer und negativer Stimmung. Depressives Verhalten fängt viel früher an, ist teils gut versteckt in „gewöhnlichen" Verhaltensweisen und Denkstruktur.

Depression ist ein Titan, eine sehr große Strukur, ein Mechanismus, der tief in den Persönlichkeitsstrukturen verwurzelt ist.

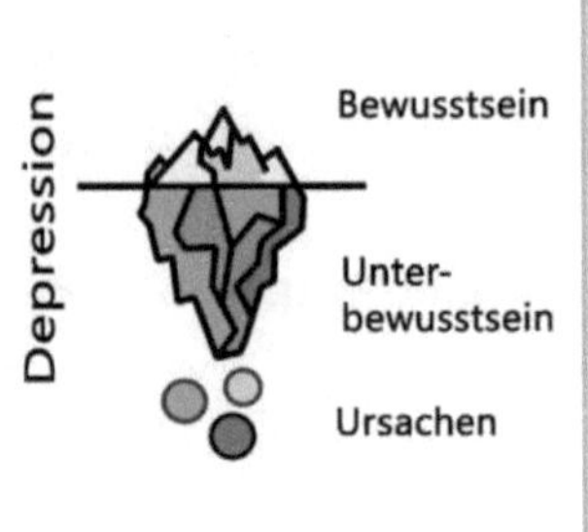

Bei dieser Größe und Komplexität der Depression hilft nur das Vorgehen im „Kleinen". Die Schritte müssen klein genug sein, dass das Unterbewusstsein sie nicht als gefährlich einstuft.

Das Unterbewusstsein lässt sich niemals auf Gefährliches ein, denn sein erstes und einziges Gesetz ist Stabilität.

Schon kleine Veränderungen, eine Veränderung der Richtung, können eine große Linderung der depressiven Effekte zeigen, denn das Unterbewusstsein betreibt den Modus der Depression nur, wenn es ihn für Notwendig hält, alte Gefahren befürchtet.

Dabei unterliegt der Depressive in Teilen einer anderen Logik als der Nichtdepressive, da sein Modus anders funktioniert. So kann Ermunterung destruktiv wirken, Verständnis wird aber nicht gehört, tut trotzdem gut. In gewisser Weise befindet sich der Depressive in Teilen in einem anderen „Emotionsuniversum" und es ist wichtig das zu verstehen.

Das Verständnis der Vorgänge der Depression – sie sind ja bei jedem im Detail anders – ist der Schlüssel, Alternativen zu depressivem Verhalten zu entwickeln.

Ich hoffe, dieser Band - nein, die ganze Ratgeberreihe - unterstützt dabei, trotz, oder gerade wegen seiner unkonventionellen Art.

Mit ganz liebem Gruß, ich hoffe ich kann helfen, der Paul

Empfehlungen und Ausblick

Natürlich reicht dieser kleine Ratgeber nicht aus Depression zu bewältigen oder in Schach zu halten. Das erfordert mehr. Mehr Wissen und mehr Können und mehr Kennen.

Ich arbeite bereits am Folgeband und das Thema wird die Morgendepression. Für viele ist die Depression am Morgen, dieses zähe Gefühl, was so lange einen in den Tag begleitet, das Schlimmste.

Ist auch schwierig. In diesem Ratgeber werde ich darauf eingehen, was zu tun ist, wie man da abhelfen kann. Es ist möglich – eigentlich sogar gar nicht so schwierig. Man muss nur wissen wie.

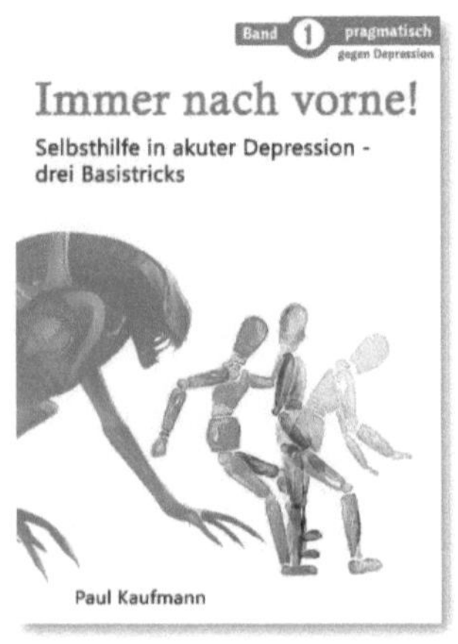

Bis dahin verweise ich natürlich auf den ersten Band dieser Reihe und gehe nonchalant davon aus, er ist längst bekannt.
„Immer nach vorne!" wurde hier bereits mehrfach angesprochen. Thema sind hier die drei Notstrategien in akuter Depression und

zugleich ist es die Basis, der Einstieg in meine Sicht der Depression.

Zuallerletzt bin ich so frei und verweise auf ein weiteres Buch von mir. „Sehnsucht bei flacher Atmung" – Hier „erzähle" ich meine persönliche Depressionsgeschichte, beschreibe, wie ich das sehe, was Depression für mich ist und was sie in meinen Leben angerichtet hat.
Auch das kann helfen. Es kann sehr erhellend sein, zu erfahren, wie Depression für andere ist.
Natürlich wird es bei dir anders sein. Ich hoffe, nicht so groß, so verheerend, wie bei mir.

Viel Glück wünsche ich, Paul Kaufmann

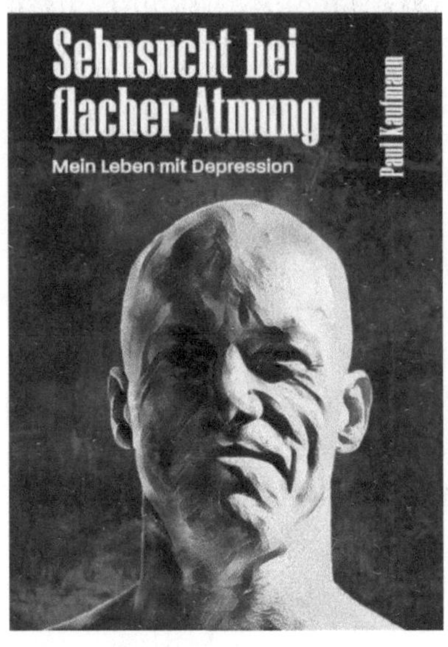

Sehnsucht bei flacher Atmung – *Mein Leben mit Depression*

Komm mit, ich nehme Dich mit in meine Depression. Ich zeige Dir, wie das ist, wie sich das anfühlt, was sie angerichtet hat in meinem Leben. Ich zeige Dir die besonderen Momente, die Wende- und Scheidepunkte, wie meine Depression entstanden ist und wo sie eine andere Richtung nahm.

Ich bin depressiv seit 52 Jahren, immer wieder anders, immer wieder neu. Glaube mir, ich habe zu erzählen.

Schonungslos führe ich Dich in meine emotionalen Abgründe, zeige Dir, dass Depression nichts unberührt lässt und alles durchdringt, jeden Tag und jede Nacht.

Ich zeige Dir meine Sicht auf Depression, wie ich Depression verstehe, wie sie funktioniert und was ich dagegen unternehme. Ich zeige Dir die Auswege und Konsequenzen für mein Umfeld. Depression wirkt verheerend auf die Freundschaften, die Partner, die Kinder.

Mit Verve und munter berichte ich in diesem Buch, da ich eines vermeiden will: Sehnsucht bei flacher Atmung, denn davon habe ich genug.

Taschenbuch & E-Book

213

... und mehr und ganz Anderes auf:

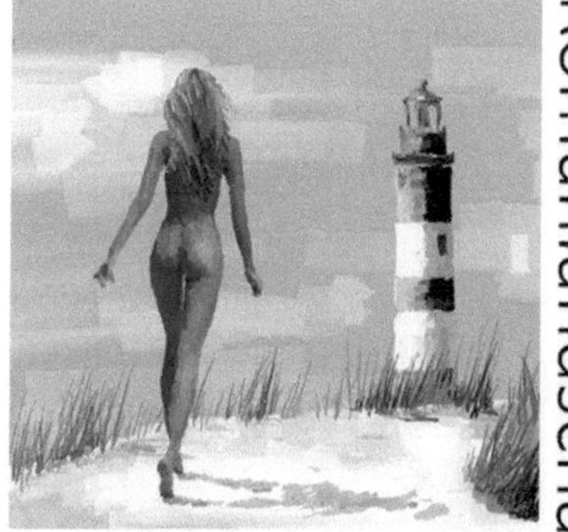